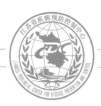

江苏省慢性病及其危险因素 监测报告

2013

武 鸣　周金意　主编

南京师范大学出版社
NANJING NORMAL UNIVERSITY PRESS

图书在版编目(CIP)数据

江苏省慢性病及其危险因素监测报告. 2013 / 武鸣,
周金意主编. — 南京:南京师范大学出版社,2016.9
ISBN 978-7-5651-2947-6

Ⅰ. ①江… Ⅱ. ①武… ②周… Ⅲ. ①慢性病—卫生
监测—研究报告—江苏—2013 Ⅳ. ①R4

中国版本图书馆 CIP 数据核字(2016)第 268868 号

书　　名	江苏省慢性病及其危险因素监测报告(2013)
主　　编	武　鸣　周金意
责任编辑	王雅琼
出版发行	南京师范大学出版社
地　　址	江苏省南京市宁海路 122 号(邮编:210097)
电　　话	(025)83598919(总编办)　83598412(营销部)　83598297(邮购部)
网　　址	http://www.njnup.com
电子信箱	nspzbb@163.com
照　　排	南京理工大学资产经营有限公司
印　　刷	南京爱德印刷有限公司
开　　本	787 毫米×960 毫米　1/16
印　　张	12.75
字　　数	264 千
版　　次	2016 年 9 月第 1 版　2016 年 9 月第 1 次印刷
书　　号	ISBN 978-7-5651-2947-6
定　　价	88.00 元
出 版 人	彭志斌

编委会

主编

武　鸣　周金意

副主编

张永青　吕淑荣　苏　健

编写人员

（以姓氏笔画为序）

吕淑荣　苏　健　杜文聪　杨　婕

张永青　武　鸣　林　萍　罗鹏飞

周金意　俞　浩　陶　然　韩仁强

覃　玉　潘晓群

序

　　随着我国社会经济的发展和居民行为生活方式的改变，以心脑血管疾病、癌症、糖尿病和慢性呼吸系统疾病等为代表的慢性非传染性疾病（简称"慢性病"）患病、死亡率呈现持续、快速增长趋势，已经成为阻碍我国经济发展的重大公共卫生问题。慢性病与生活方式密切相关，在我国成人居民中，吸烟、过量饮酒、不合理膳食和身体活动不足等慢性病主要危险因素广泛流行且大多数危险因素流行水平居高不下，40％以上的成人超重或肥胖，四分之一的成人患有高血压，近十分之一的成人患有糖尿病。如果不能有效控制慢性病危险因素，慢性病患病人数将持续快速上升，加上人口老龄化等社会因素的现状及变化趋势，我国慢性病防控的严峻形势还将进一步加剧。

　　近年来，慢性病防控已成为我国落实"健康中国"国家战略的重要内容，《中国慢性病防治工作规划（2012—2015 年）》明确了各级政府和各相关部门在慢性病防治工作中的职责，并提出将健康融入各项公共政策的发展战略。江苏省委、省政府高度重视卫生事业发展，针对慢性病患病人数不断增多、疾病负担日益加重的严峻形势，努力加强慢性病综合监测和危险因素干预。从 1997 年开始，江苏省将慢性病防治逐步纳入疾病预防和控制的日常工作，在全省逐步建立慢性病防治队伍，开展慢性病基本流行情况和危险因素的调查。近年来，江苏省根据综合医改方案，结合国家基本公共卫生服务均等化的要求，积极开展慢性病社区综合防治，不断加强对危险因素的干预工作。

　　自 2007 年以来，江苏省开展了两次全省范围的慢性病及其危险因素监测调查工作，掌握了我省成年常住居民慢性病患病情况及其危险因素的流行情况，为制定慢性病防控策略和措施提供了基础数据，发挥了重要作用。按照中国疾病预防控制中心以及江苏省卫生和计划生育委员会的统一部署，2013年江苏省开展了第三次全省范围的慢性病及其危险因素监测，调查内容涵盖了吸烟、饮酒、不合理膳食、身体活动不足等行为危险因素的流行状况，同时获得了超重或肥胖、高血压、糖尿病、血脂异常等主要慢性病患病、知晓、治疗和控制情况的数据。

本报告全面系统地描述了2013年江苏省18岁及以上常住居民中主要慢性病及其危险因素的流行情况、分布特点与变化趋势，是一部较具有人群代表性、较全面反映江苏省慢性病及其危险因素流行情况的专题报告。本报告抽样方法科学、调查内容丰富、质量控制严格、结论明确，是一部具有较高科学价值的报告。报告的出版将为制定全省卫生政策、慢性病防控策略和措施提供科学依据，必将在全省慢性病预防控制工作领域发挥积极作用。

周明浩

2016 年 9 月

前　言

随着人口老龄化和生活方式的改变，以心脑血管疾病、癌症、糖尿病和慢性呼吸系统疾病等为代表的慢性非传染性疾病（简称"慢性病"）已经成为江苏省居民健康和社会经济发展所面临的严峻挑战。

为了全面掌握不同地区居民慢性病危险因素及主要慢性病的现状和流行趋势，江苏省于 2007 年建立了覆盖全省 13 个地级市、具有全省代表性的慢性病及其危险因素监测系统，定期开展成人慢性病及其危险因素监测工作。2013 年，根据中国疾病预防控制中心统一部署，江苏省在全省慢性病及其危险因素监测系统的 14 个疾病监测点中［包括 56 个乡镇（街道）的 168 个行政村（居委会）］开展了 2013 年全省慢性病及其危险因素监测工作。

本报告主要针对吸烟、饮酒、不合理膳食、身体活动不足等行为危险因素和超重或肥胖、高血压、糖尿病、血脂异常等主要慢性病的流行情况进行分析。

本次监测工作得到了省、市、县（市、区）各级卫生行政部门的大力支持，全省 14 个疾病监测点的相关乡镇政府（街道办事处）为本次调查提供了诸多便利条件，14 个疾病监测点的疾病预防控制中心和社区卫生服务中心的工作人员参与了本次监测工作，在此谨表衷心的感谢！

由于监测数据量大、编写时间有限，本报告难免有疏漏之处，敬请读者批评指正。

编　者
2016 年 6 月

目　录

摘　要

Chronic Diease

and Risk

Factor

Surveillance

Report

in

Jiangsu

一、调查基本情况

江苏省慢性病及其危险因素监测是在中国疾病预防控制中心慢性非传染性疾病预防控制中心(简称"中国疾控中心慢病中心")的指导下,在江苏省卫生和计划生育委员会的领导下,由江苏省疾病预防控制中心负责组织实施的全省监测工作,目的是了解江苏省不同地区、不同人群中慢性病及其行为危险因素的流行状况和变化趋势,为制定江苏省慢性病预防控制策略和措施提供基础数据,为评估卫生和相关政策及慢性病防控项目的效果提供科学依据。

江苏省慢性病及其危险因素监测系统涵盖全省 13 个省辖市,包括南京市浦口区、无锡市崇安区、徐州市云龙区、常州市武进区、苏州市吴中区、苏州市张家港市、南通市如皋市、连云港市东海县、淮安市金湖县、盐城市响水县、扬州市邗江区、镇江市润州区、泰州市姜堰区、宿迁市宿城区 14 个慢性病监测点(Disease Surveillance Points,DSPs),覆盖全省 12% 人口,在城乡比例、经济发展水平、总死亡率、肿瘤死亡率等方面对全省情况均具有较好的代表性。14 个监测点中,南京市浦口区、无锡市崇安区、徐州市云龙区、常州市武进区、苏州市吴中区、镇江市润州区、扬州市邗江区、泰州市姜堰区、宿迁市宿城区为城市监测点,苏州市张家港市、南通市如皋市、连云港市东海县、淮安市金湖县、盐城市响水县为农村监测点;南京市浦口区、无锡市崇安区、常州市武进区、苏州市吴中区、苏州市张家港市和镇江市润州区为苏南地区监测点,南通市如皋市、扬州市邗江区和泰州市姜堰区为苏中地区监测点,徐州市云龙区、连云港市东海县、淮安市金湖县、盐城市响水县和宿迁市宿城区为苏北地区监测点。为保持监测数据的动态性和连续性,江苏省慢性病及其危险因素监测系统定期开展现场调查工作。

2013 年江苏省慢性病及其危险因素监测的调查对象为监测点地区 18 岁及以上常住居民。按照多阶段分层整群抽样的方法,在每个监测点随机抽取 4 个乡镇(街道),每个乡镇(街道)随机抽取 3 个行政村(居委会),每个行政村(居委会)随机抽取 50 户,每户采用 KISH 表抽样方法确定 1 名 18 岁及以上居民参与个人调查。全省计划调查人数为 8 400 人,实际完成有效调查样本 8 399 人。

本次监测调查采用集中调查为主、入户调查为辅的方式收集信息。监测方法包括询问调查、身体测量和实验室检测三个部分。询问调查包括家庭问卷和个人问卷,由经过统一培训的调查员以面对面询问的方式进行调查,收集调查人群家庭膳食、燃料及伤害危险因素状况、家庭经济状况、60 岁及以上人群健康问题、个人调查对象的情况(基本信息、吸烟情况、饮酒情况、膳食情况、身体活动情况,以及体重、血压、血糖、血脂等主要慢性病相关问题)等。身体测量内容包括身高、体重、腰围和血压。实验室检测指标包括空腹血糖、口服葡萄糖耐量试验 2 小时血糖、糖化血红蛋白、总胆固醇、高密度脂蛋白胆固醇、低密度脂蛋白胆固醇、甘油三酯等。生化指标中,血糖由通过考核合格的监测点实验室进行检测,其他血液样品在调查现场进行离心和分离,并按要求保存,由监测点在 1 个月内送至指定的医学检验机构进行检测。2013 年监测现场调查时间为当年的 8—11 月。

为确保调查质量,全省成立了由卫生行政部门、疾病预防控制机构和乡镇卫生院(街道社区卫生服务中心)等多部门、多层级组成的质控体系,制定了覆盖各个监测环节的统一质量控制方案,包括方案论证、人员培训、现场调查、物资准备与发放、资料收集、血样采集、血样保存、血样运输和检测、数据清理、数据分析和报告撰写等环节。培训由具有多年监测工作经验的省级师资对监测点技术负责人、问卷调查员、实验室检测人员、数据录入人员等各类监测相关工作人员进行统一培训,经过培训并考核合格人员方能参加现场调查工作。现场调查期间,省级监测工作组派出省级、地市级专家联合到监测点进行技术指导和督查。

2013 年慢性病及其危险因素监测的数据录入采取离线录入后网络上传至服务器的方法。各监测点采用中国疾控中心慢病中心统一编制、下发的录入程序录入数据。省疾控中心专业人员定期核查各监测点录入的数据质量,发现问题及时反馈。数据经清理、核对和整理后,使用 SPSS 22.0 统计软件进行分析。

本报告主要以年龄、性别、城乡和区域(苏南、苏中、苏北)作为分层因素,采用均数、率、构成比等指标进行统计描述。为使监测结果能够代表江苏省 18 岁及以上人群,监测结果采用复杂抽样加权方法进行调整。

由于 2007 年全省慢性病及其危险因素监测的调查对象为 15—69 岁居民,而 2010 年和 2013 年监测的调查对象为 18 岁及以上居民,因此,在对 2007 年、2010 年和 2013 年监测数据进行比较时,我们选取了 18—69 岁人群进行分析,率的比较使用江苏省 2010 年第六次人口普查数据进行标化。

二、主要结果

（一）监测人群一般情况

2013 年江苏省慢性病及其危险因素监测共完成调查 8 399 人,其中男性 3 610 人(占 43.0%),女性 4 789 人(占 57.0%),男女性别比为 1∶1.33;城市 5 399 人(占 64.3%),农村 3 000 人(占 35.7%);苏南 3 600 人,苏中 1 800 人,苏北 2 999 人,分别占调查总人数的 42.9%、21.4%和 35.7%。

本次调查对象最小年龄 18 岁,最大年龄 93 岁,平均年龄为 52.2±14.7 岁,其中男性平均年龄为 52.8±15.1 岁,女性平均年龄为 51.9±14.4 岁。18—44 岁组 2 487 人,占全部调查对象的 29.6%;45—59 岁组 3 272 人,占全部调查对象的 39.0%;60 岁及以上组 2 640 人,占全部调查对象的 31.4%。

（二）主要行为危险因素流行情况

1. 吸烟

2013 年江苏省 18 岁及以上居民现在吸烟率为 22.3%,现在每日吸烟率为 19.5%;现在吸烟者中平均每日吸烟量为 15.9 支;现在吸烟者中成功戒烟率为 8.1%,尝试戒烟率为 27.6%,打算戒烟率为 28.8%(其中 4.6%准备在 1 个月内戒烟,8.9%考虑在 12 个月内戒烟,15.3%表示会戒烟,但不会在 12 个月内戒烟);非吸烟者中被动吸烟率为 50.1%。

2. 饮酒

2013 年江苏省 18 岁及以上居民 12 个月内饮酒率为 32.6%,30 天内饮酒率为 26.2%,饮酒者中危险饮酒率为 10.0%,饮酒者中有害饮酒率为 14.1%,饮酒者中短暂性大量饮酒率为 52.6%,上述 5 个率均为男性高于女性,农村高于城市。饮酒者中平均每日酒精摄入量为 25.0 克,男性约为女性的 4 倍(分别为 29.3 克和 6.7 克),农村高于城市(分别为 27.7 克和 20.1 克)。

3. 膳食

2013 年江苏省 18 岁及以上居民人均每日蔬菜摄入量为 372.6 克,水果摄入量为 130.3 克,城市人均每日蔬菜和水果摄入量均高于农村。人均每日猪肉、牛羊肉和禽肉摄入量分别为 46.8 克、9.0 克和 20.7 克。蔬菜和水果摄入不足的比例为 47.2%,红肉摄入过多的比例为 12.5%。

2013 年江苏省家庭人均食盐摄入量为 9.2 克,与《中国居民膳食指南(2011 年)》的建议标准比较,有 69.3% 的家庭人均食盐摄入量超标;家庭人均烹调油摄入量为 49.6 克,有 84.9% 的家庭人均烹调油摄入量超标。

4. 身体活动

2013 年江苏省 18 岁及以上居民身体活动不足的比例为 25.3%,从不锻炼率为 82.6%,经常锻炼率为 12.9%,平均每日静态行为时间为 5.1 小时,平均每日睡眠时间为 7.6 小时。

(三)主要慢性病流行情况

1. 超重、肥胖与中心型肥胖

2013 年江苏省 18 岁及以上居民超重率为 33.7%,肥胖率为 13.0%,中心型肥胖率为 28.9%。

比较 2007 年、2010 年、2013 年监测结果发现:江苏省 18—69 岁城乡居民超重率分别为 32.1%、33.2% 和 35.9%,肥胖率分别为 9.5%、13.0% 和 14.6%,中心型肥胖率分别为 22.5%、27.0% 和 31.4%,均呈逐年上升趋势。

2. 高血压

2013 年江苏省 18 岁及以上城乡居民高血压患病率为 28.9%,高血压患者中知晓率为 43.2%,治疗率为 35.0%,整体控制率为 12.8%,而治疗后控制率为 36.4%。在江苏省 18 岁及以上高血压患者中,健康管理率为 67.7%。

3. 糖尿病

2013 年江苏省 18 岁及以上城乡居民糖尿病患病率为 8.9%,知晓率为 41.3%,健康管理率为 69.3%,治疗率为 37.1%,控制率为 37.2%。糖尿病患者中药物治疗率为 34.6%,治疗后控制率为 31.3%。此外,全省 18 岁及以上城乡居民中空腹血糖受损率为 4.0%,糖耐量减低率为 8.5%。

4. 血脂异常

2013 年江苏省 18 岁及以上城乡居民血脂异常率为 31.5%,知晓率为 13.9%,已知血脂异常患者中治疗率为 6.8%,控制率为 39.4%。

第一章

绪　论

Chronic Diease

and Risk

Factor

Surveillance

Report

in

Jiangsu

一、背景

随着我国社会经济的发展和居民生活方式的改变,以心脑血管疾病、癌症、糖尿病和慢性呼吸系统疾病等为代表的慢性非传染性疾病(简称"慢性病")已成为影响我国居民健康的重要因素和社会经济发展面临的严峻挑战。开展慢性病及其危险因素监测,建立国家慢性病及其危险因素监测系统,动态地掌握我国慢性病及其危险因素、主要慢性病流行现状和变化趋势,科学制定和评价慢性病预防控制策略和措施已经成为当务之急。

世界卫生组织一直把慢性病及其危险因素监测作为发展中国家慢性病预防控制的优先领域,2013年将全球非传染性疾病综合监测框架及一套自愿性全球目标提交第六十六届世界卫生大会通过,并推荐各国用以评估在慢性病防控策略和计划实施方面取得的进展。《中共中央、国务院关于深化医药卫生体制改革的意见》中要求,"应完善重大疾病防控体系和突发公共卫生事件应急机制,加强对严重威胁人民健康的传染病、慢性病、地方病、职业病和出生缺陷等疾病的监测与预防控制"。《中国慢性病防治工作规划(2012—2015年)》也提出,到2015年,全国50%的县(区)应开展慢性病及其危险因素监测工作。

中国疾控中心慢病中心于2004年、2007年、2010年和2013年开展了四次针对我国常住居民的慢性病及其危险因素监测工作。江苏省从2007年开始,在南京市浦口区、徐州市云龙区、淮安市金湖县、盐城市响水县、苏州市吴中区和苏州市张家港市等6个原有国家疾病监测点的基础上,根据江苏省的具体情况,采用分层整群随机抽样方法,增加无锡市崇安区、常州市武进区、南通市如皋市、连云港市东海县、扬州市邗江区、镇江市润州区、泰州市姜堰区和宿迁市宿城区等8个省级监测点,形成了覆盖全省13个地级市的慢性病及其危险因素监测网络。该网络覆盖全省12%人口,经检验,在城乡比例、GDP、总死亡率、肿瘤死亡率等方面对全省情况均具有较好的代表性。为保持监测数据的动态性和连续性,江苏省慢性病及其危险因素监测每三年开展一次现场调查。

2013年江苏省慢性病及其危险因素监测调查是第三次全省范围的现场调查,主要包括询问调查、身体测量和实验室检测。本报告对2013年第三次全省慢性病及其危险因素监测调查的主要结果进行全面报告和系统阐述。

二、监测目的

(一) 总目标

掌握江苏省居民慢性病及其危险因素的流行状况和变化趋势,为确定疾病预防控制优先领域、制定慢性病预防控制策略和措施提供科学依据;为评价江苏省卫生及相关政策和慢性病防控项目的效果提供信息。通过慢性病及其危险因素监测,提高各级疾病预防控制机构慢性病防控专业技术人员的能力。

(二) 具体目标

掌握江苏省不同人群慢性病主要危险因素(包括吸烟、饮酒、不合理膳食和身体活动不足等)的分布特点和变化趋势;掌握江苏省不同人群超重、糖耐量减低、血脂异常及代谢综合征的流行率及变化趋势;掌握江苏省不同人群肥胖、高血压、糖尿病的患病率及变化趋势;为制定慢性病预防控制策略和措施提供基础数据,为评估卫生和相关政策及慢性病防控项目的效果提供科学依据。

三、监测内容与方法

(一) 监测点

2013年江苏省慢性病及其危险因素监测工作在 14 个县(市、区)(以下简称监测点)开展。监测点详情见表 1-1。

表1-1　江苏省慢性病及其危险因素监测(2013)监测点名称及其属性

监测点序号	监测点代码	县(区)全称	城乡	区域
1	320111	南京市浦口区	城市点	苏南
2	320202	无锡市崇安区	城市点	苏南
3	320303	徐州市云龙区	城市点	苏北
4	320412	常州市武进区	城市点	苏南
5	320506	苏州市吴中区	城市点	苏南
6	320582	苏州市张家港市	农村点	苏南
7	320682	南通市如皋市	农村点	苏中
8	320722	连云港市东海县	农村点	苏北
9	320831	淮安市金湖县	农村点	苏北
10	320921	盐城市响水县	农村点	苏北
11	321003	扬州市邗江区	城市点	苏中
12	321111	镇江市润州区	城市点	苏南
13	321284	泰州市姜堰区	城市点	苏中
14	321302	宿迁市宿城区	城市点	苏北

(二) 调查对象及抽样方法

1. 调查对象与样本量估算

调查对象为调查前12个月内在监测点地区居住6个月以上,且年龄大于或等于18周岁的居民。

样本量根据如下公式计算：　　$N=deff\dfrac{u^2 p(1-p)}{\delta^2}$

总体率 p 用2010年全省慢性病及其危险因素监测的全省人口标化后糖尿病患病率(6.8%)估计,设计总体率 p 的相对误差为10%,$\delta=10\%\times6.8\%=0.006\,8$;参考既往大型抽样调查方法,设计效率 $deff$ 取1.5;取95%可信区间,$\alpha=0.05$。

由此计算所需样本量为7 898人;根据既往全省慢性病及其危险因素监测调查结果,无应答率取6%,因此,应监测样本量为7 898×(1+0.06)=8 372≈8 400人。

分配到每个监测点的样本数为8 400÷14=600人。

2. 抽样方法

按照多阶段分层整群抽样的方法,在每个监测点随机抽取4个乡镇(街道),每个乡镇(街道)随机抽取3个行政村(居委会),每个行政村(居委会)随机抽取50户,每户随机抽取1

名18岁及以上居民进行调查,全省计划调查人数为8 400人。各监测点调查户置换率应在10%以下。具体抽样过程及方法见表1-2。

表1-2　江苏省慢性病及其危险因素监测(2013)调查对象抽样过程及方法

抽样阶段	样本分配	抽样方法
第一阶段	随机抽取4个乡镇(街道)	与人口规模成比例的整群抽样(PPS)
第二阶段	随机抽取3个行政村(居委会)	与人口规模成比例的整群抽样(PPS)
第三阶段	随机抽取1个村民(居民)小组(至少50户)	整群随机抽样
第四阶段	每个家庭随机抽取1人	KISH表抽样法

(三)监测内容及方法

本次监测调查包括询问调查、身体测量、实验室检测三部分内容。

1. 询问调查

询问调查包括家庭问卷和个人问卷。问卷由经过统一培训的调查员以面对面询问的方式进行调查,不可由调查对象自填。

(1)家庭问卷:由调查员入户进行,并在个人问卷调查之前完成。所有被抽取的调查户均要进行家庭问卷调查。家庭成员基本信息、家庭经济状况、家庭饮食等内容均由最熟悉家庭情况的人回答。60岁及以上人群健康相关问题,由家庭中所有60岁及以上成员自己回答,如果回答困难,则由最熟悉其情况的家庭成员代答。

(2)个人问卷:包括被调查者吸烟、饮酒、膳食、身体活动等情况,以及有关体重、血压、血糖、血脂等主要的健康问题。

2. 身体测量

身体测量内容包括身高、体重、腰围和血压。

身高测量采用高度为2.0米、精确度为0.1厘米的身高计;体重测量采用最大称量值为150千克、精确度为0.1千克的电子体重秤;腰围测量采用长度为1.5米、宽度为1厘米、精确度为0.1厘米的腰围尺;血压测量使用电子血压计(欧姆龙,型号1300)。

3. 实验室检测

本次监测采集所有调查对象空腹静脉血和口服75克无水葡萄糖后2小时静脉血(有糖尿病病史者不服糖),检测指标包括血糖、血脂、糖化血红蛋白等。其中,血糖由通过考核合格的监测点实验室进行检测,其他血液样品在调查现场进行离心和分装,并按要求保存,在1

个月内送至指定的医学检验机构进行检测。

四、样本代表性评价

（一）监测点分布

本次监测调查在全省 13 个省辖市的 14 个疾病监测点开展，各监测点在全省的地理分布情况见图 1-1。

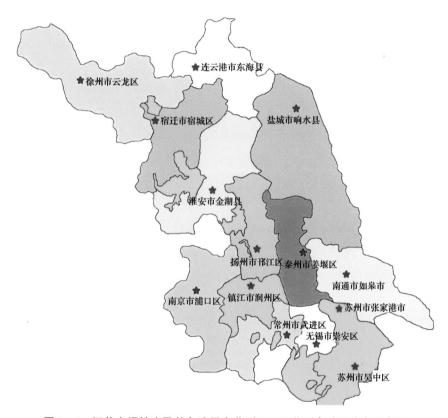

图 1-1　江苏省慢性病及其危险因素监测(2013)监测点地理分布示意图

调查样本与全省在县(市、区)总数、城乡比、地区分布(苏南、苏中、苏北)等方面的情况比较见表 1-3。

表 1-3　监测样本容量和抽样概率

指　标	全省*	监测样本	抽样概率
县(市、区)总数	100	14	0.14
城市点：农村点	55：45	9：5	0.16：0.11
苏南：苏中：苏北	30：31：39	6：3：5	20%：10%：13%
户数	25 882 300	8 400	3.2/万
18岁及以上人数	66 154 728**	8 400	1.3/万

注：* 数据来自《江苏统计年鉴 2013》；** 由于统计局人口数为 5 岁年龄组人口数，因此全省 18—19 岁人口数用全省 15—19 岁人口数(1 737 223)的 2/5 与 20 岁及以上人口数之和进行估计。

(二)监测样本与全省人口的比较

1. 基本人口学指标

监测样本的性别比(男：女)为 1：1.33，略低于全省人口的性别比(1：1.03)；监测样本中城乡比(城市：农村)为 1：0.56，农村人口的比例略低于全省(1：0.59)；监测样本的家庭户规模为 3.58 人/户，高于全省(3.06 人/户)(表 1-4)。

表 1-4　监测样本与全省数据比较

指　标	监测样本	全省*
性别比(男：女)	1：1.33	1：1.03
城乡比(城市：农村)	1：0.56	1：0.59
家庭户规模(人/户)	3.58	3.06

注：* 数据来自《江苏统计年鉴 2013》。

2. 监测样本与全省人口的年龄、性别构成比较

以本次监测调查的实际样本数据作为样本，以《江苏统计年鉴 2013》公布的 2013 年江苏省常住人口数据作为总体，比较样本年龄分布与总体人口年龄分布的一致程度(注：由于缺少全省 18—19 岁组人口数据，所以全省人口数据第一组为 18—24 岁人口数据)。

人口金字塔是将人口的性别、年龄分组数据，以年龄组为纵轴，以人数或百分比为横轴，男女性别分于两侧绘制而成。人口金字塔可以形象、直观地表示出年龄、性别的构成情况。

由图1-2、图1-3可知,监测样本与全省人口在性别构成上差别不大,但在年龄分布上有所不同,主要表现在35岁以下年轻人比例偏低,而45—65岁的中老年人口比例偏高。

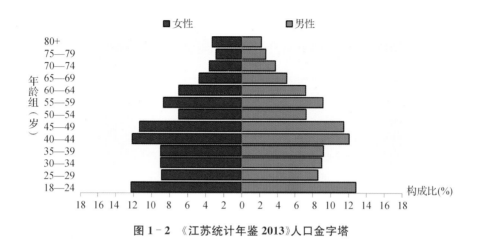

图1-2 《江苏统计年鉴2013》人口金字塔

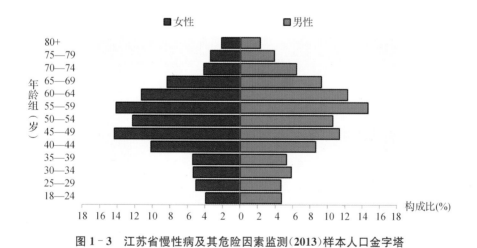

图1-3 江苏省慢性病及其危险因素监测(2013)样本人口金字塔

本次监测,设计抽样8 400人,实际获得有效调查样本8 399人。经过拟合优度检验发现,无论男性、女性还是男女合计,监测样本的年龄结构与全省人口年龄构成均存在显著性差异(表1-5)。

表 1-5　监测样本的年龄构成拟合优度检验

年龄组（岁）	男性			女性			合计		
	全省（Pi）	样本（Si）	$\dfrac{(Si-Pi)^2}{Pi}$	全省（Pi）	样本（Si）	$\dfrac{(Si-Pi)^2}{Pi}$	全省（Pi）	样本（Si）	$\dfrac{(Si-Pi)^2}{Pi}$
18—24	16.346	4.765	8.206	15.391	3.905	8.572	15.861	4.274	8.465
25—29	8.230	4.654	1.554	8.594	5.053	1.459	8.415	4.882	1.484
30—34	8.606	5.873	0.868	8.687	5.366	1.270	8.647	5.584	1.085
35—39	8.773	5.291	1.382	8.667	5.429	1.210	8.719	5.370	1.287
40—44	11.524	8.670	0.707	11.710	10.127	0.214	11.618	9.501	0.386
45—49	10.938	11.357	0.016	10.988	14.324	1.013	10.964	13.049	0.397
50—54	6.918	10.609	1.970	6.748	12.278	4.532	6.832	11.561	3.274
55—59	8.754	14.654	3.976	8.403	14.116	3.884	8.576	14.347	3.884
60—64	6.850	12.299	4.335	6.780	11.255	2.954	6.815	11.704	3.508
65—69	4.815	9.307	4.190	4.610	8.352	3.037	4.711	8.763	3.484
70—74	3.578	6.399	2.223	3.494	4.155	0.125	3.536	5.120	0.710
75—79	2.562	3.878	0.676	2.765	3.445	0.167	2.665	3.631	0.351
80+	2.106	2.244	0.009	3.161	2.193	0.296	2.641	2.215	0.069
合计	100.000	100.000	30.113	100.000	100.000	28.733	100.000	100.000	28.381
	$\chi^2=30.11$　$P<0.05$			$\chi^2=50.20$　$P<0.05$			$\chi^2=28.38$　$P<0.05$		

注：自由度为$(K-1)-2=10$，卡方界值$(0.05,10)=18.31$。

3. 玛叶指数(Myer's index)

玛叶指数是判断调查质量的一种方法。它先假设在一个不存在任何数据偏好的人口中，以 0—9 中的任何一个数字结尾的年龄别人口数，应该占总人口的十分之一。实际人口年龄分布与理论分布差数的绝对值之和，称为玛叶指数。玛叶指数的取值范围为 0—99，0 表示实现数据严格符合理论分布，没有任何堆积现象，99 表示该人口年龄都是同一个数字结尾。一般情况下，由于各年龄组均存在死亡、迁移等现象，而且各年龄组死亡概率、迁移率均不一致，实际人口年龄分布与理论分布有偏差，但玛叶指数不能大于 60，大于 60 则可以肯定该调查人口数据存在严重的年龄偏好，即堆积现象。此次调查计算的玛叶指数为 5.50，说明调查样本无年龄偏好(表 1-6)。

表 1-6　监测样本玛叶指数计算

年龄尾数	18 岁及以上		30 岁及以上		(2)×(3)+ (4)×(5)	样本值百 分构成(%)	与 10%的 绝对差值
	人数	权重系数	人数	权重系数			
(1)	(2)	(3)	(4)	(5)	(6)	(7)	(8)
0	884	1	831	9	8 363	10.32	0.32
1	838	2	804	8	8 108	10.00	0.00
2	735	3	687	7	7 014	8.65	1.35
3	743	4	669	6	6 986	8.62	1.38
4	882	5	779	5	8 305	10.25	0.25
5	906	6	826	4	8 740	10.78	0.78
6	838	7	740	3	8 086	9.98	0.02
7	868	8	772	2	8 488	10.47	0.47
8	835	9	742	1	8 257	10.19	0.19
9	870	10	780	0	8 700	10.73	0.73
合计					81 047	100.00	玛叶指数=5.50

五、质量控制与评价

为保证本次调查能够正常有序地开展,保证调查数据的真实性,江苏省疾控中心制定了质量控制标准,建立了质量控制系统,对培训、现场调查、数据录入和管理等各个环节实施严格的质量控制。省疾控中心工作组在整个项目的实施阶段均对调查工作的质量进行实时动态监控,一旦发现质量问题及时采取应对措施,保证了质量控制工作的时效性。

(一)质量控制方法与措施

1. 项目培训质控要求

参与监测工作的人员,均需经过一级或二级培训并考核合格。培训内容涵盖项目的整体方案、抽样、问卷调查、体格检测、血样采集及血糖检测等各个方面。

2. 抽样质控要求

(1)各阶段抽样过程中,均要保证所报数据的真实性和可靠性,切实做好各项摸底工作。

(2)调查对象置换率不高于10%。

3. 现场督导与质控要求

（1）江苏省疾控中心组织省内监测点相关工作人员到本省第一个启动现场调查的监测点进行观摩、交流，并成立省、市级联合督导组，由省疾控中心和监测点所在省辖市疾控中心相关业务人员组成。

（2）完成全部调查内容的调查对象比例应在95％以上。

（3）督导员进入各监测点现场督导，检查调查员是否持证上岗、是否为培训合格人员。发现不合格者，立即停止其工作，并安排人员审核其已完成的工作，发现问题及时补救。

（4）督导员以监测点为单位，于调查前、中、后期共抽取5％的调查户，核实其家庭成员的情况，确认是否正确选择调查对象。要求二次复核符合率为100％。

（5）督导员以监测点为单位，于调查前、中、后期共抽取10％的问卷进行核查，发现问题及时纠正。督导员抽查问卷情况，漏项率、逻辑错误率和填写不清率均应低于5％。

（6）督导员以监测点为单位，至少抽取5％的调查对象，对其身高、体重、腰围和血压的测量结果进行复核测量，二次复核符合率均应大于95％。

（7）按要求开展实验室性能验证，连续五天检验结果通过实验室性能验证后方可启动流调样品的检验。每次流调样品检测时，在实验前后分别检测水平1、水平2的标准样品，同时在流调样品中间加入盲样的测定。前后水平1和水平2的标准样品检验结果在可控范围内，则本次检测结果有效；否则查找原因，重新测定。严格按照规定进行血样的现场处理、运输、交接和保存。

4. 数据录入与管理质控要求

（1）所有问卷均要求二次录入。

（2）江苏省疾控中心对上报的问卷和数据库及时审核，发现有缺项与错项等问题及时核查更正。

（二）多阶段质量控制结果与评价

1. 调查开始前质量控制结果

（1）调查员选择：

① 省级调查人员：全部具有中级或以上技术职称，均有从事大型流行病学调查的现场工作经验；有丰富的培训经验，并有良好的沟通和交流能力；承担身体测量工作的人员具有身体测量流行病学现场调查背景；承担血液生化指标检测工作的人员具备采血及血样保存

等有关知识和技能;所有调查人员身体健康,能够承担调查现场培训及调查工作。

② 监测点调查人员:全部具有医学背景;有良好的沟通和交流能力;承担身体测量工作的人员具有身体测量流行病学现场调查背景;承担血液生化指标检测工作的人员具备采血及血样保存等有关知识和技能;所有调查人员身体健康,能够承担调查现场培训及调查工作。

(2) 调查员培训:所有调查人员均经过一级或二级培训并考核合格。

2. 调查过程中的质量控制结果

(1) 监测点工作人员资质全部符合国家方案要求,并培训合格。

(2) 全省调查对象的置换率<1%。

(3) 监测点的所有调查内容全部完成。

(4) 抽查问卷的漏项率、逻辑错误率和填写不清率均低于 2%。

(5) 所有监测点实验室全部通过实验室性能验证。

(6) 调查前、中、后期共抽取 5% 的调查户,核实其家庭成员的情况,调查对象二次复核符合率为 100%。

(7) 抽取 5% 的调查对象,对其身高、体重、腰围和血压的测量结果进行复核测量,二次复核符合率均大于 98%。

3. 现场调查结束后的质量控制结果

(1) 调查问卷按照要求统一保管,并及时上报。

(2) 调查和实验室检测结果均按照要求及时反馈给调查点和调查对象。

(3) 数据录入的误差小于 2‰。

(4) 调查器材和相关资料及时归档保存。

六、统计分析与结果表述

(一)统计分析

本报告主要以年龄、性别、城乡和地区(苏南、苏中、苏北)作为分层因素,采用均数、率、构成比等指标进行统计描述。为使监测结果能够代表江苏省 18 岁及以上人群,监测结果采用复杂抽样加权方法进行调整。

对 2007 年、2010 年监测数据进行比较时,选取 18—69 岁人群进行分析,合计率的比较采用江苏省 2010 年第六次人口普查数据进行标化。

利用 SPSS 22.0 统计软件完成监测数据的统计分析。

(二) 加权调整

本次监测采用了不等概率的复杂抽样(四阶段分层整群随机抽样方法),根据抽样设计,对样本进行抽样加权。由于调查样本与全省实际人口在构成上的差异(主要在年龄和性别方面),造成某些指标在样本与总体分布上有偏差,所以进行事后分层调整。

1. 抽样权重

按照本次抽样设计,样本个体的抽样权重 W_s 计算公式为:

$$W_s = W_{s_1} \times W_{s_2} \times W_{s_3} \times W_{s_4} \times W_{s_5}$$

W_{s_1} 为样本县(市、区)的抽样权重,其值为分层简单随机抽样下样本县(市、区)抽样概率的倒数。全省按照城乡和地区(苏南、苏中、苏北)分为 6 层,计算公式为:

$$W_{s_1} = \frac{\text{样本个体所在分层的县(市、区) 总数}}{\text{样本个体所在分层的县(市、区) 样本个数}}$$

W_{s_2} 为样本乡镇(街道)的抽样权重,由抽样软件在抽样过程中计算生成,其值为与人口数成比例的 PPS 抽样下样本乡镇(街道)抽样概率的倒数。

W_{s_3} 为样本行政村(居委会)的抽样权重,由抽样软件在抽样过程中计算生成,其值为与人口数成比例的 PPS 抽样下样本行政村(居委会)抽样概率的倒数。

W_{s_4} 为样本村民(居民)小组的抽样权重,由抽样软件在抽样过程中计算生成,其值为简单随机抽样下样本村民(居民)小组抽样概率的倒数。

W_{s_5} 为样本个体在家庭户中符合调查条件者中的抽样权重。根据抽样设计,本监测调查在每个家庭户中仅抽取 1 名调查对象,因此,本阶段的抽样权重值为调查户内符合调查条件者的数目。

2. 事后分层权重

根据监测样本与全省人口的构成差异情况,结合现有可供利用的全省人口资料情况,考虑的分层因素包括城乡 2 层(城市、农村)、性别 2 层(男性、女性)、年龄 13 层(18—24、25—29、30—34、35—39、40—44、45—49、50—54、55—59、60—64、65—69、70—74、75—79、80+),一共分为 52 层(2×2×13)。将抽样权重加权的监测样本与全省人口按照上述分层

因素分层后,每层权重值的计算公式如下:

$$Wps = \frac{\text{总体在第 } n \text{ 层的人口数}}{\text{监测样本在第 } n \text{ 层的人口数}}$$

样本个体的最终权重 $W = Ws \times Wps$

除特殊说明外,本报告所使用的统计量均为通过权重调整后的统计量。

七、局限性

由于本次调查采用现场调查的方法,虽然在调查的不同环节均采取了质量控制措施,但由于人口流动性、18—24 岁组人群中在校大学生难以调查到以及调查对象的置换等因素,导致在调查对象的选择上可能存在一定的偏倚,造成样本人口结构的不均衡;调查员的询问与测量习惯、被调查者对过往信息的回忆误差等,可能使调查结果产生一定程度的信息偏倚。此外,本次现场调查工作在 2 个月左右的时间内集中完成,居民饮酒、膳食和身体活动等行为因素和生活习惯可能会受季节性的影响。

第二章

一般情况

一、调查对象性别和年龄分布情况

2013 年江苏省慢性病及其危险因素监测共调查 8 399 人,其中男性 3 610 人(占 43.0%),女性 4 789 人(占 57.0%),男女性别比为 1∶1.33;城市 5 399 人(占 64.3%),农村 3 000 人(占 35.7%);苏南 3 600 人,苏中 1 800 人,苏北 2 999 人,分别占调查总人数的 42.9%、21.4%和 35.7%(表 2 - 1)。

本次调查对象最小年龄 18 岁,最大年龄 93 岁,平均年龄为 52.2±14.7 岁,其中男性平均年龄为 52.8±15.1 岁,女性平均年龄为 51.9±14.4 岁。18—44 岁组 2 487 人,占全部调查对象的 29.6%;45—59 岁组 3 272 人,占全部调查对象的 39.0%;60 岁及以上组 2 640 人,占全部调查对象的 31.4%(表 2 - 1)。

表 2 - 1　江苏省慢性病及其危险因素监测(2013)调查人群城乡、区域、性别和年龄构成

性别	年龄组(岁)	城乡				区域						合计	
		城市		农村		苏南		苏中		苏北			
		N	%	N	%	N	%	N	%	N	%	N	%
男性	18—44	687	28.6	369	30.5	433	27.1	171	24.3	452	34.5	1 056	29.3
	45—59	868	36.2	454	37.5	571	35.8	245	34.8	506	38.6	1 322	36.6
	60+	844	35.2	388	32.0	591	37.1	289	41.0	352	26.9	1 232	34.1
	小计	2 399	100.0	1 211	100.0	1 595	100.0	705	100.0	1 310	100.0	3 610	100.0
女性	18—44	884	29.5	547	30.6	501	25.0	338	30.9	592	35.1	1 431	29.9
	45—59	1 146	38.2	804	44.9	799	39.9	415	37.9	736	43.6	1 950	40.7
	60+	970	32.3	438	24.5	705	35.2	342	31.2	361	21.4	1 408	29.4
	小计	3 000	100.0	1 789	100.0	2 005	100.0	1 095	100.0	1 689	100.0	4 789	100.0
男女合计	18—44	1 571	29.1	916	30.5	934	25.9	509	28.3	1 044	34.8	2 487	29.6
	45—59	2 014	37.3	1 258	41.9	1 370	38.1	660	36.7	1 242	41.4	3 272	39.0
	60+	1 814	33.6	826	27.5	1 296	36.0	631	35.1	713	23.8	2 640	31.4
	合计	5 399	100.0	3 000	100.0	3 600	100.0	1 800	100.0	2 999	100.0	8 399	100.0

二、调查对象文化程度分布情况

全部调查对象中,文化程度小学及以下 3 787 人,占全部调查对象的 45.1%;初高中

4 010人,占全部调查对象的 47.7%;大专及以上 602 人,占全部调查对象的 7.2%(表2-2)。

三、调查对象职业分布情况

调查对象中,农民 2 914 人,占总人数的 34.7%;工人 950 人,占总人数的 11.3%;商业服务业人员 546 人,占总人数的 6.5%;专业技术人员 942 人,占总人数的 11.2%;离退休人员 748 人,占总人数的 8.9%;家务人员 1 177 人,占总人数的 14.0%;其他劳动者 1 122 人,占总人数的 13.4%(表2-2)。

四、调查对象家庭收入分布情况

调查对象中,来自低收入家庭 2 468 人,占总人数的 29.4%;中等收入家庭 4 091 人,占总人数的 48.7%;高收入家庭 1 840 人,占总人数的 21.9%(表2-2)。

表2-2　江苏省慢性病及其危险因素监测(2013)调查人群城乡、区域、文化程度、职业和家庭收入水平构成

分类		城乡				区域						合计	
		城市		农村		苏南		苏中		苏北			
		N	%	N	%	N	%	N	%	N	%	N	%
文化程度	小学及以下	2 042	37.8	1 745	58.2	1 303	36.2	903	50.2	1 581	52.7	3 787	45.1
	初高中	2 839	52.6	1 171	39.0	1 921	53.4	821	45.6	1 268	42.3	4 010	47.7
	大专及以上	518	9.6	84	2.8	376	10.4	76	4.2	150	5.0	602	7.2
职业	农民	1 321	24.5	1 593	53.1	693	19.3	734	40.8	1 487	49.6	2 914	34.7
	工人	695	12.9	255	8.5	497	13.8	258	14.3	195	6.5	950	11.3
	商业服务业人员	402	7.4	144	4.8	293	8.1	88	4.9	165	5.5	546	6.5
	专业技术人员	767	14.2	175	5.8	522	14.5	165	9.2	255	8.5	942	11.2
	离退休人员	688	12.7	60	2.0	571	15.9	61	3.4	116	3.9	748	8.9
	家务人员	813	15.1	364	12.1	511	14.2	303	16.8	363	12.1	1 177	14.0
	其他劳动者	713	13.2	409	13.6	513	14.3	191	10.6	418	13.9	1 122	13.4
家庭收入水平*	低	1 117	20.7	1 351	45.0	598	16.6	478	26.6	1 392	46.4	2 468	29.4
	中	2 775	51.4	1 316	43.9	1 918	53.3	960	53.3	1 213	40.4	4 091	48.7
	高	1 507	27.9	333	11.1	1 084	30.1	362	20.1	394	13.1	1 840	21.9

注:* 以调查家庭户人均年收入的四分位间距来定义:低于 Q_{25} 为低家庭收入水平,Q_{25}—Q_{75} 为中等家庭收入水平,高于 Q_{75} 为高家庭收入水平。

第三章

吸烟情况

Chronic Diease

and Risk

Factor

Surveillance

Report

in

Jiangsu

一、相关指标定义

现在吸烟率:调查时吸烟的人占有效分析人数的比例。

现在每日吸烟率:调查时吸烟并且每日吸烟的人占有效分析人数的比例。

戒烟率:既往曾经吸烟,调查时已经不存在吸烟行为的人在曾经吸烟者及现在吸烟者中所占的比例。

成功戒烟率:戒烟者中,最后一次戒烟距离调查时已有 2 年或以上的人在曾经吸烟者及现在吸烟者中所占的比例。

尝试戒烟率:现在吸烟者中曾经认真考虑过要戒烟并有所行动的人所占的比例。

打算戒烟率:现在吸烟者中调查时自报有戒烟打算的人所占的比例。

被动吸烟率:现在非吸烟者中,暴露于二手烟者所占的比例。

二、吸烟情况

(一)现在吸烟率

江苏省 18 岁及以上居民现在吸烟率为 22.3%,男性为 49.2%,女性为 0.8%。城市和农村男性居民现在吸烟率分别为 48.2%和 49.8%,女性居民分别为 0.7%和 0.9%。从不同区域来看,苏南、苏中、苏北男性居民现在吸烟率分别为 49.0%、44.2%和 51.0%,女性居民现在吸烟率分别为 0.2%、0.7%和 1.3%。无论城乡还是不同区域,男性现在吸烟率总体以 45—59 岁为最高(苏北例外),均超过 50%;18—44 岁男性现在吸烟率最低,为 45.9%(表 3-1)。

表 3-1 2013 年江苏省不同性别、年龄、区域城乡居民现在吸烟率(%)

性别	年龄组(岁)	城乡		区域			合计
		城市	农村	苏南	苏中	苏北	
男性	18—44	41.9	48.7	42.9	43.1	48.9	45.9
	45—59	65.8	55.4	64.8	54.7	54.1	59.1
	60＋	47.8	46.2	44.8	39.5	55.2	46.8
	小计	48.2	49.8	49.0	44.2	51.0	49.2
女性	18—44	0.6	0.2	0.2	0.0	0.5	0.3
	45—59	1.0	1.3	0.0	0.3	2.7	1.2
	60＋	0.7	2.9	0.4	2.5	5.3	2.1
	小计	0.7	0.9	0.2	0.7	1.3	0.8
男女合计	18—44	18.6	19.9	20.1	13.6	20.5	19.4
	45—59	34.3	28.2	34.4	22.5	28.9	30.3
	60＋	22.1	23.1	19.9	18.2	32.1	22.8
	小计	22.2	22.3	23.4	16.6	23.5	22.3

　　城市和苏南居民中,文化程度为初高中者现在吸烟率最高,分别为 25.9％和 30.0％ (图 3-1、图 3-2)。总体而言,家庭收入水平中等的居民现在吸烟率最高,为 24.2％;家庭收入低的居民现在吸烟率最低,为 19.8％。苏南、苏北地区居民现在吸烟率有同样趋势,苏中地区居民现在吸烟率随家庭收入水平升高而上升(图 3-3)。从职业分布来看,工人现在吸烟率最高,为 33.2％;其次为专业技术人员(25.0％)和其他劳动者(23.6％)(图 3-4)。

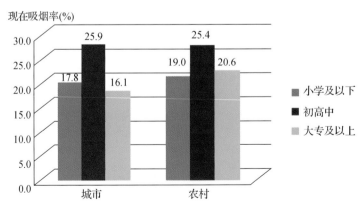

图 3-1 2013 年江苏省不同文化程度城乡居民现在吸烟率

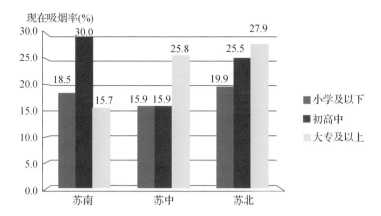

图 3 - 2　2013 年江苏省不同区域、文化程度居民现在吸烟率

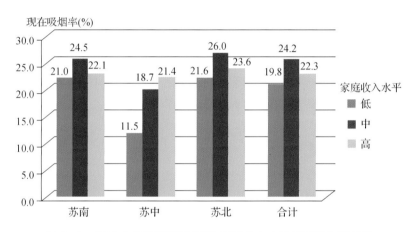

图 3 - 3　2013 年江苏省不同区域、家庭收入水平居民现在吸烟率

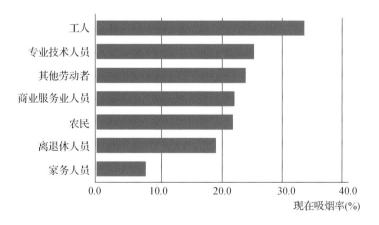

图 3 - 4　2013 年江苏省不同职业居民现在吸烟率

(二) 现在每日吸烟率

江苏省 18 岁及以上居民现在每日吸烟率为 19.5％,男性为 43.1％,女性为 0.7％。城市和农村男性居民现在每日吸烟率分别为 41.6％和 44.1％。苏南男性居民现在每日吸烟率最高,为 44.0％,高于苏北男性居民(43.9％)和苏中男性居民(38.1％)。45—59 岁男性居民现在每日吸烟率最高,为 54.1％;18—44 岁男性居民现在每日吸烟率最低,为 38.8％(表 3-2)。

表 3-2　2013 年江苏省不同性别、年龄、区域城乡居民现在每日吸烟率(％)

性别	年龄组(岁)	城乡		区域			合计
		城市	农村	苏南	苏中	苏北	
男性	18—44	35.5	41.1	36.9	34.6	41.2	38.8
	45—59	59.3	51.2	60.3	52.4	47.8	54.1
	60+	40.6	43.2	41.8	34.2	49.4	42.4
	小计	41.6	44.1	44.0	38.1	43.9	43.1
女性	18—44	0.5	0.1	0.1	0.0	0.4	0.3
	45—59	0.7	0.9	0.0	0.2	2.0	0.8
	60+	0.5	2.6	0.4	2.5	4.3	1.9
	小计	0.5	0.7	0.2	0.7	1.1	0.7
男女合计	18—44	15.7	16.8	17.3	11.0	17.3	16.4
	45—59	30.8	26.0	32.0	21.5	25.4	27.7
	60+	18.8	21.5	18.6	16.0	28.5	20.6
	小计	19.2	19.7	21.0	14.4	20.2	19.5

城乡初高中文化程度居民现在每日吸烟率均为 22.1％,高于其他文化程度者(图 3-5)。苏南初高中文化程度居民现在每日吸烟率最高,为 27.1％。苏中和苏北均以大专及以上文化程度居民现在每日吸烟率为最高,分别为 20.6％和 25.0％(图 3-6)。城市居民现在每日吸烟率随家庭收入水平升高而上升,农村家庭收入水平中等者现在每日吸烟率最高(图 3-7)。苏北家庭收入水平高者现在每日吸烟率最高,苏南和苏中均为家庭收入水平中等者现在每日吸烟率最高(图 3-8)。

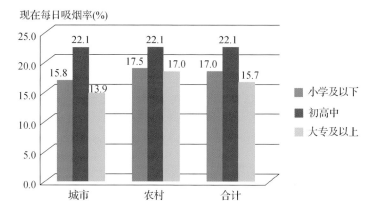

图 3-5　2013 年江苏省不同文化程度城乡居民现在每日吸烟率

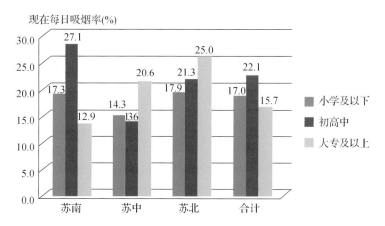

图 3-6　2013 年江苏省不同区域、文化程度居民现在每日吸烟率

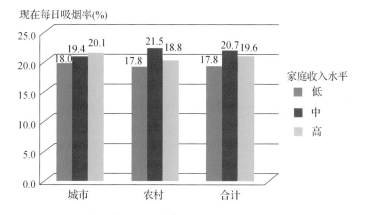

图 3-7　2013 年江苏省不同家庭收入水平城乡居民现在每日吸烟率

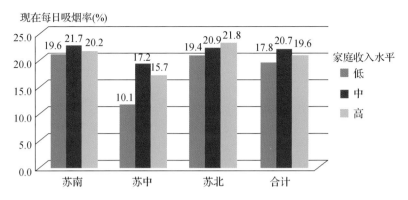

图 3-8　2013 年江苏省不同区域、家庭收入水平居民现在每日吸烟率

(三) 每日吸烟量

江苏省现在吸烟者中平均每日吸烟量为 15.9 支,男性为 16.0 支,女性为 11.6 支。农村男性吸烟者吸烟量高于城市男性,而农村女性吸烟者吸烟量低于城市女性。男性 45—59 岁吸烟者每日吸烟量最大,为 18.8 支;女性 18—44 岁吸烟者吸烟量最大,为 14.1 支,并随年龄增长而递减。尤其是城市 18—44 岁女性,每日吸烟量为 17.3 支。从不同地域来看,苏北男性居民每日吸烟量高于苏南和苏中,苏中女性居民每日吸烟量高于苏南和苏北。不同的是,苏中女性每日吸烟量随年龄增长而增多,苏北女性每日吸烟量随年龄增长而减少。苏南 45—59 岁女性居民每日吸烟量高达 20 支(表 3-3)。

表 3-3　2013 年江苏省不同性别、年龄、区域城乡居民平均每日吸烟量(支/天)

性别	年龄组(岁)	城乡		区域			合计
		城市	农村	苏南	苏中	苏北	
男性	18—44	14.6	15.0	13.3	11.9	16.5	14.8
	45—59	17.4	19.7	18.4	16.1	20.1	18.8
	60+	15.5	15.0	15.6	11.8	16.5	15.2
	小计	15.6	16.3	15.5	12.9	17.3	16.0
女性	18—44	17.3	7.5	14.9	2.9	13.9	14.1
	45—59	14.1	12.2	20.0	4.0	13.2	12.7
	60+	10.5	9.7	4.1	12.8	9.0	9.8
	小计	15.4	10.1	9.9	12.0	11.8	11.6
男女合计	18—44	14.6	14.9	13.3	11.9	16.4	14.8
	45—59	17.3	19.6	18.4	16.0	19.8	18.7
	60+	15.4	14.6	15.4	11.9	15.9	14.9
	小计	15.6	16.1	15.5	12.9	17.2	15.9

　　小学及以下文化程度吸烟者平均每日吸烟量最高，为 16.6 支；大专及以上文化程度吸烟者平均每日吸烟量最低，为 12.8 支。城市居民平均每日吸烟量随文化程度升高而下降，农村居民初高中文化吸烟者每日吸烟量最高（图 3-9）。苏南、苏中地区初高中文化吸烟者每日吸烟量最高，苏北地区小学及以下文化程度者每日吸烟量最高（图 3-10）。家庭收入水平低和高的吸烟者平均每日吸烟量均为 16.7 支，高于家庭收入水平中等的吸烟者。除苏北地区外，苏南和苏中地区吸烟者每日吸烟量均随家庭收入水平升高而上升（图 3-11）。从职业分布来看，家务人员平均每日吸烟量最高，为 17.0 支；离退休人员平均每日吸烟量最低，为 13.8 支（图 3-12）。

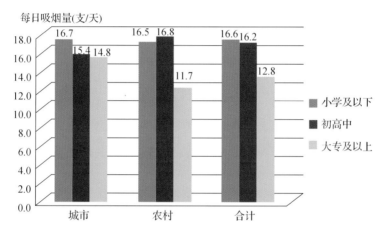

图 3-9　2013 年江苏省不同文化程度城乡居民每日吸烟量

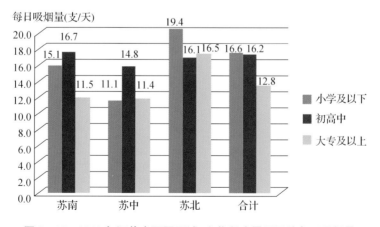

图 3-10　2013 年江苏省不同区域、文化程度居民平均每日吸烟量

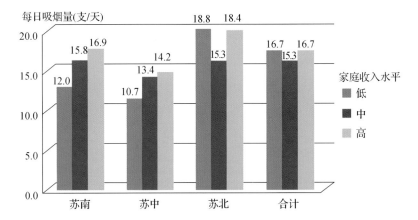

图 3-11　2013 年江苏省不同区域、家庭收入水平居民平均每日吸烟量

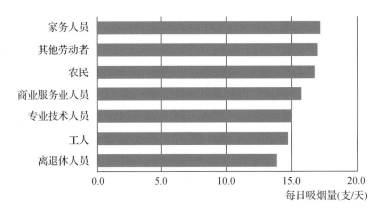

图 3-12　2013 年江苏省不同职业居民平均每日吸烟量

三、戒烟情况

(一) 戒烟率

江苏省 18 岁及以上吸烟居民戒烟率为 12.8%,男性为 12.4%,女性为 28.1%。农村吸烟者戒烟率高于城市,城市男性和女性吸烟者戒烟率均为 10.5% 左右,农村女性戒烟率高于男性。苏中地区吸烟者戒烟率为 16.9%,高于苏南和苏北地区;苏中地区女性戒烟率最高,为 60.7%。总体而言,吸烟者戒烟率随年龄增长而上升(表 3-4)。

表 3−4　2013 年江苏省不同性别、年龄、区域城乡居民戒烟率(%)

性别	年龄组（岁）	城乡		区域			合计
		城市	农村	苏南	苏中	苏北	
男性	18—44	7.2	4.5	6.5	1.8	5.5	5.5
	45—59	8.2	17.3	11.8	10.2	17.5	13.9
	60＋	23.0	26.8	26.4	29.3	22.3	25.5
	小计	10.6	13.4	12.9	14.1	11.5	12.4
女性	18—44	0.0	0.0	0.0	0.0	0.0	0.0
	45—59	3.1	13.5	29.5	6.3	10.7	10.8
	60＋	37.8	43.1	6.3	62.8	24.2	42.6
	小计	10.4	33.6	4.4	60.7	14.1	28.1
男女合计	18—44	7.1	4.4	6.4	1.8	5.4	5.4
	45—59	8.1	17.2	11.8	10.2	17.2	13.8
	60＋	23.3	28.2	26.2	34.0	22.4	26.6
	小计	10.6	14.0	12.8	16.9	11.5	12.8

　　文化程度为小学及以下吸烟者戒烟率为 18.8%，并随着文化程度升高而下降，无论城乡还是不同区域，均有相同趋势。总体而言，家庭收入水平高的吸烟者戒烟率最高，为 15.8%，家庭收入水平中等的吸烟者戒烟率最低，为 11.2%。与苏南和苏北地区不同，苏中地区家庭收入水平低的吸烟者戒烟率最高(图 3−13)。从职业分布来看，离退休人员戒烟率最高，为 38.4%，其他劳动者戒烟率最低，为 8.0%(图 3−14)。

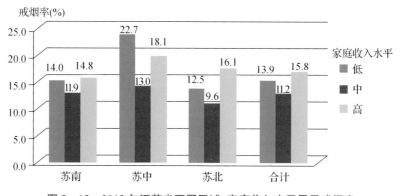

图 3−13　2013 年江苏省不同区域、家庭收入水平居民戒烟率

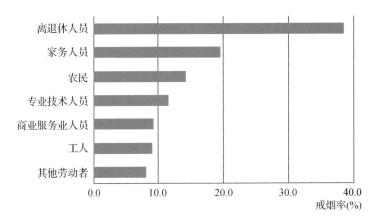

图 3‑14   2013 年江苏省不同职业居民戒烟率

（二）成功戒烟率

江苏省 18 岁及以上吸烟居民成功戒烟率为 8.1%，男性为 7.7%，女性为 26.1%；农村高于城市；苏中地区高于苏南和苏北地区；成功戒烟率随年龄增长而上升。苏中地区女性成功戒烟率最高，为 60.7%。无论城乡还是不同区域，18—44 岁女性成功戒烟率均为 0(表 3‑5)。

表 3‑5   2013 年江苏省不同性别、年龄、区域城乡居民成功戒烟率（%）

性别	年龄组（岁）	城乡		区域			合计
		城市	农村	苏南	苏中	苏北	
男性	18—44	2.5	1.5	1.4	0.4	2.5	1.9
	45—59	5.5	10.8	8.4	5.8	10.1	8.8
	60＋	17.5	19.8	21.2	22.3	14.3	19.0
	小计	6.4	8.5	8.4	9.9	6.5	7.7
女性	18—44	0.0	0.0	0.0	0.0	0.0	0.0
	45—59	3.1	8.3	29.5	6.3	6.6	7.0
	60＋	37.5	41.0	6.3	62.8	19.6	40.6
	小计	10.4	31.0	4.4	60.7	10.7	26.1
男女合计	18—44	2.5	1.5	1.4	0.4	2.5	1.8
	45—59	5.4	10.8	8.5	5.8	9.9	8.8
	60＋	17.9	21.6	21.1	28.0	14.7	20.4
	小计	6.4	9.1	8.4	12.9	6.6	8.1

文化程度为小学及以下的吸烟者成功戒烟率最高,为13.1%。随着文化程度升高,成功戒烟率下降,大专及以上吸烟者成功戒烟率仅为1.7%,无论城乡还是不同区域,均有相同趋势。家庭收入水平高的吸烟者成功戒烟率最高,为10.9%;家庭收入水平中等的吸烟者成功戒烟率最低,为7.2%。与农村居民不同,城市居民成功戒烟率随家庭收入升高而上升(图3-15)。苏南、苏中、苏北居民成功戒烟率随家庭收入水平变化趋势一致(图3-16)。离退休人员成功戒烟率最高,为30.8%;其他劳动者成功戒烟率最低,仅为3.1%(图3-17)。

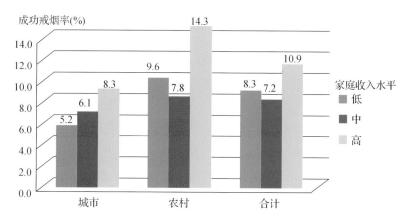

图 3-15　2013 年江苏省不同家庭收入水平城乡居民成功戒烟率

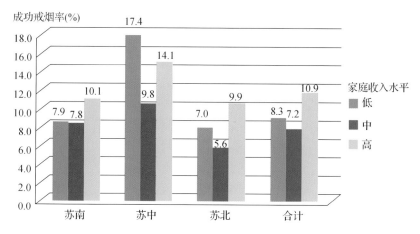

图 3-16　2013 年江苏省不同区域、家庭收入水平居民成功戒烟率

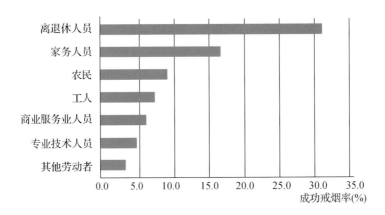

图3‐17 2013年江苏省不同职业居民成功戒烟率

(三) 尝试戒烟率

江苏省18岁及以上现在吸烟者中,72.4%的吸烟者从未尝试戒烟,尝试戒烟率为27.6%,其中11.5%的吸烟者在12个月内尝试戒烟(图3‐18)。男性尝试戒烟率为27.6%,女性为29.9%。农村高于城市,苏中和苏北地区高于苏南地区。45—59岁现在吸烟者尝试戒烟的比例最高,为30.4%。农民和工人尝试戒烟的比例最高,分别为31.7%和30.8%,家务人员尝试戒烟的比例最低,为16.5%。文化程度为大专及以上的现在吸烟者尝试戒烟的比例最高,为33.7%;随着文化程度降低,尝试戒烟的比例逐渐下降。家庭收入水平高者尝试戒烟的比例最低,为15.5%;随着家庭收入水平降低,尝试戒烟的比例逐渐上升。

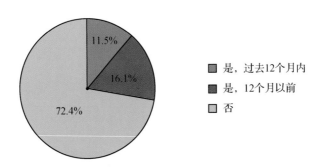

图3‐18 2013年江苏省现在吸烟者中尝试戒烟率

(四) 打算戒烟率

江苏省18岁及以上现在吸烟者中,打算戒烟率为28.8%,男性高于女性,农村高于城市,苏中地区高于苏南和苏北地区。45—59岁现在吸烟者打算戒烟率最高,为33.4%,60岁及以上现在吸烟者打算戒烟率最低,为 22.2%。家务人员不想戒烟的比例最高,为 86.8%。家庭收入水平高者不想戒烟的比例高于家庭收入水平中、低者,小学及以下文化程度者不想戒烟的比例高于初高中及以上文化程度者。

在考虑戒烟的吸烟者中,4.6%准备在 1 个月内戒烟;8.9%考虑在 12 个月内戒烟;15.3%表示会戒烟,但不会在 12 个月内戒烟(图 3 - 19)。

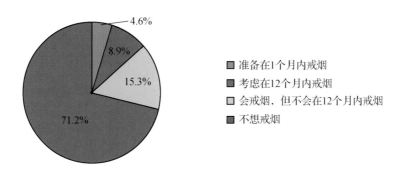

图 3 - 19   2013 年江苏省现在吸烟者中打算戒烟率

四、被动吸烟情况

江苏省 18 岁及以上非吸烟者中被动吸烟率为 50.1%,男性为 52.2%,女性为 49.3%。农村居民被动吸烟率高于城市,苏南、苏北地区居民被动吸烟率高于苏中地区。18—44 岁非吸烟居民被动吸烟率最高,为 55.3%,随年龄增长,被动吸烟率下降。苏南地区 18—44 岁男性居民被动吸烟率最高,为 72.8%(表 3 - 6)。

表 3 - 6   2013 年江苏省不同性别、年龄、区域城乡居民非吸烟者中被动吸烟率(%)

性别	年龄组（岁）	城乡		区域			合计
		城市	农村	苏南	苏中	苏北	
男性	18—44	52.7	63.3	72.8	31.1	53.2	58.7
	45—59	54.9	56.1	50.3	50.5	61.8	55.8
	60+	35.0	28.3	29.5	26.5	36.0	30.5
	小计	49.9	53.7	58.8	32.6	52.8	52.2

（续表）

性别	年龄组（岁）	城乡		区域			合计
		城市	农村	苏南	苏中	苏北	
女性	18—44	46.4	58.6	54.8	44.7	56.6	54.0
	45—59	57.6	47.9	54.4	36.7	54.3	51.2
	60＋	31.9	30.5	33.8	20.9	37.2	31.0
	小计	45.8	51.3	49.5	37.1	54.4	49.3
男女合计	18—44	48.4	59.9	60.8	41.9	55.7	55.3
	45—59	56.9	50.4	53.3	40.0	56.8	52.6
	60＋	32.8	29.8	32.6	22.6	36.8	30.8
	小计	47.1	51.9	52.5	36.0	53.9	50.1

大专及以上文化程度非吸烟居民被动吸烟率最高，为59.7％，被动吸烟率随着文化程度降低而下降。农村居民大专及以上文化程度者被动吸烟率高达74.2％，城市居民被动吸烟率在50％以下，其中初高中文化程度者被动吸烟率最高（图3-20）。苏中地区大专及以上文化程度者被动吸烟率最高，为73.2％。与苏南和苏中地区不同，苏北地区初高中文化程度者被动吸烟率最高，大专及以上文化程度者被动吸烟率最低（图3-21）。整体而言，被动吸烟率随家庭收入水平升高而下降，家庭收入水平低的非吸烟居民被动吸烟率最高，为51.7％。但是，城市地区家庭收入水平高者被动吸烟率略高，为48.4％（图3-22）；苏南地区家庭收入水平中等的居民被动吸烟率略高，为55.4％（图3-23）。从职业分布来看，其他劳动者被动吸烟率最高，为59.6％，其次为商业服务业人员、专业技术人员、工人，被动吸烟率均在50％以上（图3-24）。

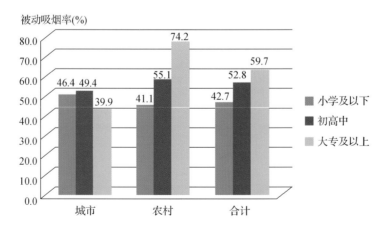

图3-20　2013年江苏省不同文化程度城乡居民被动吸烟率

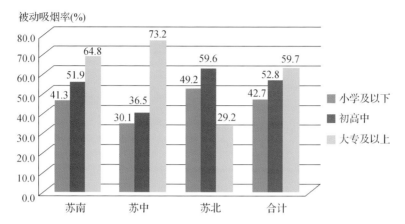

图 3‑21　2013 年江苏省不同区域、文化程度居民被动吸烟率

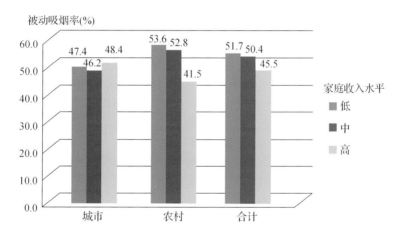

图 3‑22　2013 年江苏省不同家庭收入水平城乡居民被动吸烟率

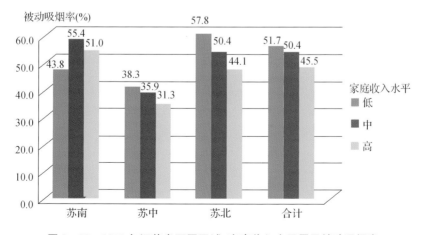

图 3‑23　2013 年江苏省不同区域、家庭收入水平居民被动吸烟率

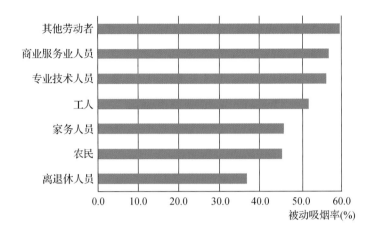

图 3-24　2013年江苏省不同职业居民被动吸烟率

五、本章小结

江苏省 18 岁及以上居民现在吸烟率为 22.3％,现在每日吸烟率为 19.5％,男性明显高于女性,苏南、苏北地区高于苏中地区,45—59 岁、初高中文化程度和家庭收入水平中等的居民吸烟率最高,城乡无明显差异。

江苏省 18 岁及以上吸烟居民戒烟率和成功戒烟率分别为 12.8％和 8.1％,戒烟率和成功戒烟率均随年龄增长而上升,随文化程度升高而下降。江苏省 18 岁及以上吸烟居民尝试戒烟率和打算戒烟率分别为 27.6％和 28.8％,尝试戒烟率随着年龄增长和文化程度升高而上升,打算戒烟率随着年龄增长而下降,随文化程度升高而上升。

女性吸烟率整体较低,年轻女性吸烟者平均每日吸烟量最大,尤其是城市年轻女性,18—44 岁女性吸烟者每日吸烟量在 15 支以上,但随年龄增长而呈现明显的下降趋势。同时,18—44 岁女性吸烟者无人戒烟。

江苏省 18 岁及以上非吸烟居民被动吸烟率为 50.1％,无论性别、城乡,均处于较高水平,苏南和苏北地区明显高于苏中地区。被动吸烟率随年龄增长呈现下降趋势,随文化程度升高而呈现上升趋势。

第四章

饮酒情况

Chronic Diease

and Risk

Factor

Surveillance

Report

in

Jiangsu

一、相关指标定义

饮酒:指喝过购买或自制的各类含有乙醇成分的饮料,包括白酒、啤酒、黄酒、米酒、葡萄酒等。

12个月内饮酒率:过去12个月内有饮酒行为者占有效分析人数的比例。

30天内饮酒率:过去30天内有饮酒行为者占有效分析人数的比例。

平均每日酒精摄入量:饮酒者中,平均每天所摄入的酒精克数。本报告中,高度白酒的酒精度按52%计数,低度白酒为38%,啤酒为4%,黄酒和糯米酒为18%,葡萄酒为10%。

危险饮酒率:危险饮酒者(男性饮酒者平均每天纯酒精摄入量大于等于41克并且小于61克,女性饮酒者平均每天纯酒精摄入量大于等于21克并且小于41克)占饮酒者的比例。

有害饮酒率:有害饮酒者(男性饮酒者平均每天纯酒精摄入量大于等于61克,女性饮酒者平均每天纯酒精摄入量大于等于41克)占饮酒者的比例。

短暂性大量饮酒率:指男性单次饮酒纯酒精摄入量大于等于50克或女性单次饮酒纯酒精摄入量大于等于40克。

二、饮酒率

(一) 12个月内饮酒率

江苏省18岁及以上居民12个月内饮酒率为32.6%,男性高于女性,分别为59.3%和11.2%;农村高于城市,分别为33.5%和31.1%。不同地区男性12个月内饮酒率苏北最高,达61.4%,苏中最低,为56.8%;苏南、苏中和苏北女性12个月内饮酒率分别为7.9%、9.5%和14.8%。男性45—59岁人群12个月内饮酒率为最高(67.2%),60岁及以上人群12个月内饮酒率为最低(52.3%)(表4-1)。

表 4-1　2013 年江苏省不同性别、年龄、区域城乡居民 12 个月内饮酒率（％）

性别	年龄组（岁）	城乡		区域			合计
		城市	农村	苏南	苏中	苏北	
男性	18—44	53.9	61.8	56.4	59.1	60.1	58.6
	45—59	67.2	67.2	63.9	67.1	70.8	67.2
	60＋	47.7	54.5	54.8	47.6	52.3	52.3
	小计	55.7	61.6	58.0	56.8	61.4	59.3
女性	18—44	11.6	10.2	7.2	3.7	15.2	10.7
	45—59	11.3	14.5	10.9	12.2	16.5	13.4
	60＋	6.3	13.1	6.8	19.9	8.2	10.8
	小计	10.6	11.6	7.9	9.5	14.8	11.2
男女合计	18—44	30.0	31.2	30.2	21.2	33.8	30.7
	45—59	40.0	40.8	39.0	34.6	44.2	40.5
	60＋	25.1	32.4	27.9	31.7	31.9	29.9
	合计	31.1	33.5	31.7	26.8	35.6	32.6

在不同职业的人群中，城市居民 12 个月内饮酒率以专业技术人员为最高（37.6％），其次是工人，为 36.1％，离退休人员最低，为 17.6％；农村居民 12 个月内饮酒率从高到低排序前三位职业分别为离退休人员（62.7％）、商业服务业人员（54.3％）和专业技术人员（41.9％），家务人员最低，为 16.5％（图 4-1）。

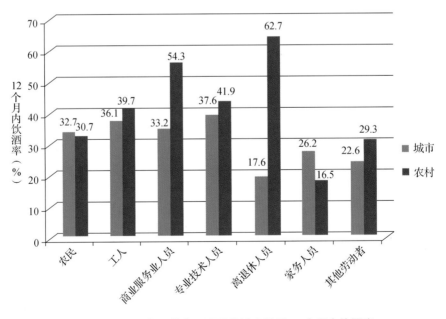

图 4-1　2013 年江苏省不同职业城乡居民 12 个月内饮酒率

城市居民不同家庭收入水平人群 12 个月内饮酒率相差不大,而农村居民低、中、高家庭收入人群 12 个月内饮酒率分别为 30.9％、34.7％和 37.4％,随着家庭收入水平升高呈上升趋势(图 4 - 2)。

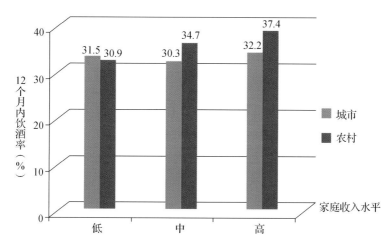

图 4 - 2　2013 年江苏省不同家庭收入水平城乡居民 12 个月内饮酒率

(二) 30 天内饮酒率

江苏省 18 岁及以上居民 30 天内饮酒率为 26.2％,男性为 49.7％,女性为 7.5％;城市为 24.2％,农村为 27.5％。无论男女,不同地区居民 30 天内饮酒率均为苏北最高,苏中其次,苏南最低,其中男性 30 天内饮酒率苏南、苏中和苏北分别为 47.5％、49.9％和 51.7％,女性分别为 5.1％、6.9％和 9.7％。无论城乡,男性 45—59 岁人群 30 天内饮酒率均为最高,60 岁及以上人群均为最低;苏中和苏北地区男性 45—59 岁人群 30 天内饮酒率最高,均为 63.6％,苏中地区男性 60 岁及以上人群 30 天内饮酒率最低,为 36.9％;苏北地区女性 45—59 岁人群和苏中地区女性 60 岁及以上人群 30 天内饮酒率最高,均为 13.3％,苏中地区女性 18—44 岁人群 30 天内饮酒率最低,为2.9％(表 4 - 2)。

表 4 - 2　2013 年江苏省不同性别、年龄、区域城乡居民 30 天内饮酒率(%)

性别	年龄组(岁)	城乡		区域			合计
		城市	农村	苏南	苏中	苏北	
男性	18—44	42.3	52.6	46.1	53.5	49.0	48.4
	45—59	53.0	60.6	51.1	63.6	63.6	57.9
	60+	38.2	46.4	46.3	36.9	45.0	43.6
	小计	43.9	53.2	47.5	49.9	51.7	49.7
女性	18—44	8.3	5.6	4.3	2.9	9.3	6.6
	45—59	8.1	10.6	6.0	10.3	13.3	9.7
	60+	5.1	9.8	5.9	13.3	6.8	8.2
	小计	7.7	7.3	5.1	6.9	9.7	7.5
男女合计	18—44	23.1	24.7	23.9	18.9	25.7	24.1
	45—59	31.2	35.5	29.9	32.1	39.0	34.0
	60+	20.2	26.8	23.6	23.3	27.3	24.6
	合计	24.2	27.5	25.2	22.6	28.5	26.2

　　在不同职业人群中,专业技术人员 30 天内饮酒率总体上最高,为 32.3%,家务人员最低,为 16.3%。但在城市地区,工人 30 天内饮酒率最高,为 29.4%,其次是专业技术人员和农民,分别为 27.7% 和 27.5%;在农村地区,离退休人员 30 天内饮酒率最高,为 54.9%,其次是专业技术人员和商业服务业人员,分别为 35.9% 和 33.8%。对不同区域、不同职业人群 30 天内饮酒率比较发现:苏北地区离退休人员最高,为 50.8%;苏中地区商业服务业人员最高,为 47.0%;苏南地区工人最高,为 29.3%(表 4 - 3)。

　　不同文化程度的城市居民中,30 天内饮酒率最高的为初高中文化程度人群,为 25.6%;大专及以上人群最低,为 19.0%。农村居民中,随着文化程度升高,30 天内饮酒率呈上升趋势。从 30 天内饮酒率在不同家庭收入水平的人群分布来看,城市居民中低家庭收入水平人群最高,为 26.2%,而农村居民中中等家庭收入水平人群最高,为 30.0%(表 4 - 3)。

表 4-3　2013 年江苏省不同职业、文化程度、家庭收入水平、区域城乡居民 30 天内饮酒率(%)

分类		城乡		区域			合计
		城市	农村	苏南	苏中	苏北	
职业	农民	27.5	25.2	28.5	18.0	29.0	26.0
	工人	29.4	32.2	29.3	30.4	35.9	31.2
	商业服务业人员	25.9	33.8	26.0	47.0	30.3	30.5
	专业技术人员	27.7	35.9	28.7	31.9	41.7	32.3
	离退休人员	11.0	54.9	21.9	40.2	50.8	24.9
	家务人员	21.7	13.6	8.0	21.9	22.1	16.3
	其他劳动者	12.9	26.9	25.7	18.2	19.6	22.5
文化程度	小学及以下	23.8	23.8	22.6	20.6	25.9	23.8
	初高中	25.6	28.9	25.7	23.8	30.1	27.5
	大专及以上	19.0	33.2	26.9	26.3	29.7	27.4
家庭收入水平	低	26.2	24.1	21.5	16.9	27.6	24.7
	中	22.7	30.0	25.7	29.0	28.8	27.3
	高	24.7	28.3	26.5	18.2	33.1	26.2

三、平均每日酒精摄入量

江苏省 18 岁及以上饮酒者平均每日酒精摄入量为 25.0 克,男性高于女性,男性为 29.3 克,女性为 6.7 克;农村高于城市,农村为 27.7 克,城市为 20.1 克。不同区域间,男性和女性饮酒者平均每日酒精摄入量均为苏中地区最高,分别为 42.4 克和 9.2 克。不同年龄组的平均每日酒精摄入量比较发现,城市和农村男性饮酒者中 45—59 岁人群最高,分别为 33.7 克和 40.6 克,18—44 岁人群为最低,分别为 18.6 克和 27.5 克;城市女性饮酒者中 45—59 岁人群最高,为 9.1 克,农村女性饮酒者中 60 岁及以上人群最高,为 11.3 克(表 4-4)。

表4-4　2013年江苏省不同性别、年龄、区域城乡饮酒者平均每日酒精摄入量(克/天)

性别	年龄组（岁）	城乡		区域			合计
		城市	农村	苏南	苏中	苏北	
男性	18—44	18.6	27.5	19.9	50.4	21.5	24.2
	45—59	33.7	40.6	35.3	31.8	42.7	38.2
	60＋	24.6	35.3	34.4	38.0	24.6	32.1
	小计	23.6	32.5	27.3	42.4	27.3	29.3
女性	18—44	3.5	6.2	3.9	5.7	5.4	5.1
	45—59	9.1	7.5	8.2	4.8	8.9	8.0
	60＋	6.5	11.3	10.8	12.3	3.7	10.3
	小计	4.9	7.6	6.7	9.2	6.0	6.7
男女合计	18—44	15.3	23.4	17.9	45.2	17.3	20.3
	45—59	30.4	34.7	31.8	26.2	36.5	33.2
	60＋	22.1	30.0	31.1	28.5	22.1	27.8
	合计	20.1	27.7	24.6	34.9	22.4	25.0

不同职业人群中,工人、离退休人员和其他劳动者平均每日酒精摄入量相对较高,分别为29.1克、28.5克和28.5克,家务人员最低,为16.6克(图4-3)。

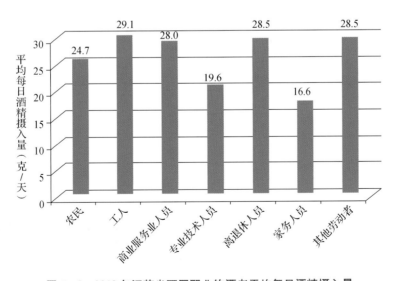

图4-3　2013年江苏省不同职业饮酒者平均每日酒精摄入量

城市饮酒者平均每日酒精摄入量随着文化程度升高而下降,小学及以下文化程度者最高,为22.5克,初高中文化程度者为20.7克,大专及以上文化程度者为12.3克;农村地区饮酒者中,小学及以下和初高中文化程度饮酒者平均每日酒精摄入量相差不大,分别为29.2克和29.9克,大专及以上文化程度者最低,为16.8克(图4-4)。

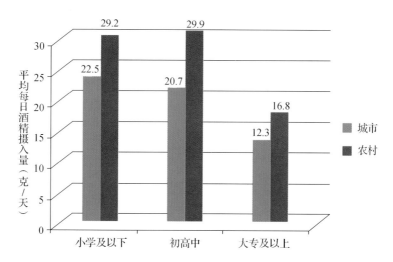

图4-4 2013年江苏省城乡不同文化程度饮酒者平均每日酒精摄入量

四、危险饮酒率

江苏省18岁及以上饮酒者危险饮酒率为10.0%,其中男性为10.9%,女性为6.0%;农村高于城市,分别为11.0%和8.2%。农村男性饮酒者危险饮酒率随着年龄增长呈上升趋势,60岁及以上人群饮酒者最高,为24.4%;城市男性45—59岁和60岁及以上饮酒者危险饮酒率相差不大,分别为12.7%和11.6%,18—44岁饮酒者危险饮酒率较低,为6.7%。不同区域的饮酒者中,苏南危险饮酒率最高,为11.5%,该区域60岁及以上男性饮酒者中危险饮酒率达26.3%(表4-5)。

表 4-5　2013 年江苏省不同性别、年龄、区域城乡饮酒者危险饮酒率(%)

性别	年龄组(岁)	城乡		区域			合计
		城市	农村	苏南	苏中	苏北	
男性	18—44	6.7	7.8	8.5	8.7	6.4	7.4
	45—59	12.7	11.4	10.3	8.3	14.4	11.9
	60+	11.6	24.4	26.3	9.2	19.4	20.5
	小计	9.0	11.9	12.6	8.8	10.0	10.9
女性	18—44	3.8	9.1	6.8	0.0	7.5	6.9
	45—59	8.1	2.3	2.5	4.8	4.6	3.9
	60+	0.6	6.9	0.2	9.8	3.3	5.7
	小计	4.3	7.0	4.1	6.6	6.7	6.0
男女合计	18—44	6.1	8.1	8.2	7.7	6.7	7.3
	45—59	12.1	9.8	9.3	7.5	12.6	10.6
	60+	10.1	20.6	22.7	9.4	17.5	17.6
	合计	8.2	11.0	11.5	8.3	9.2	10.0

不同职业的饮酒者中,危险饮酒率排在前三位的职业依次是离退休人员(19.6%)、其他劳动者(16.0%)和农民(11.0%)。工人饮酒者危险饮酒率为 7.1%,专业技术人员为 6.8%,商业服务业人员和家务人员则分别为 5.9% 和 8.1%。

危险饮酒率随文化程度升高而下降,小学及以下、初高中和大专及以上文化程度者危险饮酒率分别为 12.1%、10.2% 和 4.5%。

五、有害饮酒率

江苏省 18 岁及以上饮酒者有害饮酒率为 14.1%,其中男性为 16.8%,女性为 2.7%;城市为 10.5%,农村为 16.2%。城市和农村男性饮酒者有害饮酒率以 45—59 岁最高,分别为 20.6% 和 26.6%。不同区域的饮酒者中,苏中有害饮酒率最高,为 22.7%,该区域 18—44 岁男性饮酒者有害饮酒率高达 36.0%(表 4-6)。

表 4 - 6　2013 年江苏省不同性别、年龄、区域城乡饮酒者有害饮酒率(%)

性别	年龄组（岁）	城乡		区域			合计
		城市	农村	苏南	苏中	苏北	
男性	18—44	9.6	16.5	9.0	36.0	12.6	13.9
	45—59	20.6	26.6	23.3	18.9	27.1	24.5
	60＋	10.5	16.4	13.6	23.4	9.9	14.6
	小计	12.6	19.2	14.0	28.2	16.0	16.8
女性	18—44	0.1	1.4	0.2	0.0	1.2	0.9
	45—59	4.9	4.0	2.9	0.0	6.6	4.3
	60＋	0.0	8.3	10.7	6.4	0.0	6.6
	小计	1.0	3.6	3.2	3.6	2.1	2.7
男女合计	18—44	7.5	13.6	7.9	31.7	9.6	11.2
	45—59	18.4	22.6	20.6	15.0	23.4	21.1
	60＋	9.1	14.6	13.2	17.3	8.8	13.1
	合计	10.5	16.2	12.6	22.7	12.8	14.1

不同职业的男性饮酒者中,有害饮酒率排在前三位的是商业服务业人员、家务人员和工人,分别为 25.5%、24.9% 和 21.1%,专业技术人员相对较低,为 10.3%(图 4 - 5)。

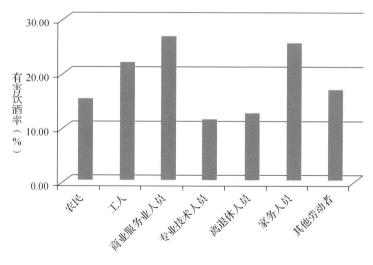

图 4 - 5　2013 年江苏省不同职业人群男性饮酒者危险饮酒率

城市男性饮酒者中,小学及以下、初高中和大专及以上文化程度者有害饮酒率分别为

16.1%、12.9%和5.8%,随着文化程度升高呈下降趋势;在农村地区,小学及以下和初高中文化程度的男性饮酒者中,有害饮酒率相差不大,均在21.5%左右,而大专及以上人群相对较低,为8.4%(图4-6)。

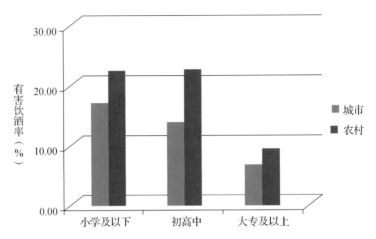

图4-6 2013年江苏省城乡不同文化程度男性饮酒者有害饮酒率

在城市,家庭收入低、中水平的男性饮酒者有害饮酒率相差不大,在15.0%左右,明显高于高收入人群;在农村,家庭收入低水平的男性饮酒者有害饮酒率最高,为25.7%(图4-7)。

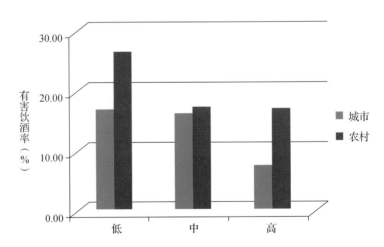

图4-7 2013年江苏省城乡不同收入水平男性饮酒者有害饮酒率

六、短暂性大量饮酒率

江苏省18岁及以上饮酒者中短暂性大量饮酒率为52.6%,其中男性为59.4%,以45—

59岁饮酒者最高,为62.2%,农村45—59岁男性饮酒者中短暂性大量饮酒率达67.9%,苏北同年龄组男性达68.4%;女性短暂性大量饮酒率为24.0%。农村短暂性大量饮酒率为58.6%,城市为42.0%。苏中短暂性大量饮酒率为54.6%,苏南为53.3%,苏北为51.6%(表4-7)。

表4-7 2013年江苏省不同性别、年龄、区域城乡饮酒者短暂性大量饮酒率(%)

性别	年龄组(岁)	城乡		区域			合计
		城市	农村	苏南	苏中	苏北	
男性	18—44	50.8	66.7	62.0	70.7	57.6	60.7
	45—59	52.1	67.9	57.0	58.5	68.4	62.2
	60+	27.5	61.2	50.4	53.1	50.4	51.0
	小计	47.7	66.0	58.2	62.7	59.5	59.4
女性	18—44	16.2	28.2	20.1	3.4	25.8	23.2
	45—59	26.2	26.6	32.7	23.3	23.3	26.5
	60+	6.7	28.0	4.3	37.6	17.6	23.7
	小计	17.1	27.7	20.3	26.9	24.9	24.0
男女合计	18—44	43.3	59.3	56.6	62.7	49.2	53.1
	45—59	48.6	60.5	53.8	51.1	60.1	56.3
	60+	24.7	54.0	44.1	47.5	46.5	45.7
	合计	42.0	58.6	53.3	54.6	51.6	52.6

在不同职业的饮酒者中,城市短暂性大量饮酒率排在前三位的职业是工人、专业技术人员、商业服务业人员,分别为50.0%、49.4%和44.3%,农村排在前三位的职业是离退休人员、专业技术人员和工人,分别达到75.9%、70.3%和60.9%;苏中地区商业服务业人员、其他劳动者和工人的短暂性大量饮酒率相对较高,分别高达97.3%、85.1%和79.8%;小学及以下、初高中和大专及以上文化程度饮酒者短暂性大量饮酒率分别为46.3%、54.4%和59.1%,随着文化程度升高而上升,其中苏中地区大专及以上饮酒者中短暂性大量饮酒率达到77.7%;家庭收入低、中、高水平的饮酒者短暂性大量饮酒率接近,分别为51.4%、54.1%和50.8%(表4-8)。

表4-8 2013年江苏省不同职业、文化程度、家庭收入水平、区域城乡饮酒者短暂性大量饮酒率(%)

分类		城乡		区域			合计
		城市	农村	苏南	苏中	苏北	
职业	农民	38.3	55.9	35.4	43.9	54.8	49.6
	工人	50.0	60.9	51.5	79.8	55.7	57.0
	商业服务业人员	44.3	55.7	43.3	97.3	46.7	52.1
	专业技术人员	49.4	70.3	65.9	39.2	59.0	61.5
	离退休人员	31.8	75.9	64.8	30.7	38.9	59.1
	家务人员	29.1	31.2	28.0	23.3	32.5	30.2
	其他劳动者	40.8	59.2	57.2	85.1	46.6	54.4
文化程度	小学及以下	36.7	50.2	47.9	45.3	45.7	46.3
	初高中	43.9	61.5	51.8	59.3	55.0	54.4
	大专及以上	42.9	66.6	60.8	77.7	48.7	59.1
家庭收入水平	低	43.8	54.8	44.2	53.1	52.6	51.4
	中	40.0	61.0	53.6	63.3	51.2	54.1
	高	43.6	59.3	57.4	31.0	47.1	50.8

七、本章小结

2013年江苏省18岁及以上居民中12个月内饮酒率为32.6%,30天内饮酒率为26.2%,饮酒者平均每日酒精摄入量为25.0克,饮酒者中危险饮酒率为10.0%,饮酒者中有害饮酒率为14.1%,饮酒者中短暂性大量饮酒率为52.6%。江苏省18岁及以上居民12个月内饮酒率、30天内饮酒率、饮酒者平均每日酒精摄入量、饮酒者危险饮酒率、饮酒者有害饮酒率及饮酒者短暂性大量饮酒率等指标均为农村高于城市、男性高于女性。

江苏省18岁及以上居民12个月内饮酒率,不同地区中,以苏北为最高(35.6%);不同年龄组中,以45—59岁人群为最高(40.5%);不同职业中,城市居民专业技术人员最高(37.6%),农村居民离退休人员最高(62.7%)。30天内饮酒率,不同地区中,以苏北为最高(28.5%);不同年龄组中,以45—59岁人群为最高(34.0%);不同职业中,城市居民工人最高(29.4%),农村居民离退休人员最高(54.9%)。

饮酒者平均每日酒精摄入量,苏中地区居民最高,为34.9克;男性饮酒者中45—59岁最高,为38.2克;城市饮酒者平均每日酒精摄入量随着文化程度升高而下降。

不同区域的饮酒者中,苏南地区危险饮酒率最高,为11.5%,其中苏南60岁及以上男性饮酒者中危险饮酒率达26.3%;农村男性饮酒者危险饮酒率随着年龄增长呈上升趋势;不同职业的男性饮酒者中,危险饮酒率排在前三位的职业人群是离退休人员、家务人员和其他劳动者;男性饮酒者危险饮酒率随着文化程度升高而下降。

不同区域的饮酒者中,苏中地区有害饮酒率最高,为22.7%;男性饮酒者有害饮酒率在城市和农村均以45—59岁年龄组最高,分别为20.6%和26.6%;不同职业的男性饮酒者中,有害饮酒率排在前三位的职业人群是商业服务业人员、家务人员和工人;男性饮酒者有害饮酒率随着文化程度升高呈下降趋势。

45—59岁男性饮酒者的短暂性大量饮酒率最高,为62.2%;在不同职业的饮酒者中,城市工人短暂性大量饮酒率最高,农村离退休人员最高;短暂性大量饮酒率随着文化程度升高而上升。

第五章

膳食情况

Chronic Diease

and Risk

Factor

Surveillance

Report

in

Jiangsu

一、相关指标定义

蔬菜、水果摄入不足:按照世界卫生组织(WHO)推荐标准,蔬菜、水果类平均每日摄入量少于 400 克为摄入不足。

红肉摄入过多:按照世界癌症研究基金会推荐标准,猪、牛羊肉等红肉平均每日摄入量超过 100 克为摄入过多。

烹调油摄入过多:按照《中国居民膳食指南(2011 年)》的建议,平均每日烹调油摄入量超过 25 克为摄入过多。

食盐摄入过多:按照《中国居民膳食指南(2011 年)》的建议,平均每日食盐摄入量超过 6 克为摄入过多。

二、样本应答情况

本次调查总体样本 8399 例,其中饮食情况部分中各类食物应答情况见表 5 - 1。

表 5 - 1　2013 年江苏省调查对象饮食情况部分各类食物应答情况

应答情况	蔬菜	水果	猪肉	牛羊肉	禽肉	食盐	烹调油
应答样本	8 341	7 497	8 117	6 251	7 528	7 431	7 343
有效应答率(%)	99.3	89.3	96.6	74.4	89.6	88.5	87.4

三、蔬菜、水果摄入

(一)蔬菜、水果摄入量

江苏省 18 岁及以上居民人均每日蔬菜、水果摄入量分别为 372.6 克和 130.3 克。男性人均每日蔬菜摄入量高于女性,分别为 392.0 克和 357.1 克,女性人均每日水果摄入量高于男性,分别为 139.8 克和 117.5 克。城市人均每日蔬菜和水果摄入量均高于农村。苏南地区人均每日蔬菜摄入量最高,为 415.9 克,苏中地区最低,为 290.4 克;苏北地区人均每日水果摄入量最高,为 152.1 克,苏中地区最低,为 82.2 克(表 5 - 2)。

表 5-2 2013 年江苏省不同性别、区域城乡居民人均每日蔬菜、水果摄入量(克)

性别	种类	城乡		区域			合计
		城市	农村	苏南	苏中	苏北	
男性	蔬菜	436.9	364.1	417.7	289.6	399.1	392.0
	水果	132.5	108.2	111.5	50.0	140.8	117.5
女性	蔬菜	382.8	342.2	414.2	290.8	338.0	357.1
	水果	165.1	124.9	135.2	98.3	160.8	139.8
男女合计	蔬菜	407.3	351.8	415.9	290.4	365.3	372.6
	水果	150.9	117.8	124.4	82.2	152.1	130.3

无论男性和女性,人均每日蔬菜摄入量均随文化程度升高而下降,而人均每日水果摄入量则呈上升趋势。家庭收入水平高的男性,人均每日蔬菜摄入量最高,为 421.2 克,家庭收入水平高的女性,人均每日水果摄入量最高,为 193.5 克,同时女性随着家庭收入水平升高,人均每日蔬菜摄入量呈上升趋势(表 5-3)。

表 5-3 2013 年江苏省不同性别、文化程度、家庭收入水平居民人均每日蔬菜、水果摄入量(克)

性别	种类	文化程度			家庭收入水平		
		小学及以下	初高中	大专及以上	低	中	高
男性	蔬菜	410.4	393.1	353.5	397.7	379.2	421.2
	水果	95.9	118.6	149.3	112.7	120.0	118.7
女性	蔬菜	363.2	356.9	339.9	343.3	360.5	383.4
	水果	105.2	164.6	204.8	146.3	133.5	193.5
男女合计	蔬菜	379.9	374.7	346.5	365.5	369.1	401.1
	水果	102.1	143.0	178.6	133.1	127.5	160.1

不同年龄组间,45—59 岁人均每日蔬菜摄入量最高,为 412.1 克,18—44 岁最低,为 355.8克;随着年龄增长,人均每日水果摄入量呈下降趋势,18—44 岁、45—59 岁和 60 岁及以上人群分别为 157.8 克、104.7 克和 85.2 克(图 5-1)。

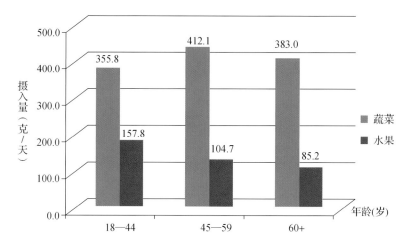

图 5‐1　2013 年江苏省不同年龄居民蔬菜、水果人均每日摄入量

(二) 蔬菜、水果摄入不足比例

江苏省 18 岁及以上居民蔬菜和水果摄入不足的比例为 47.2%,男性略高于女性,分别为 48.3% 和 46.3%;农村高于城市,分别为 51.1% 和 40.6%。苏中地区蔬菜和水果摄入不足的比例最高,为 60.5%,苏南地区最低,为 41.1%。不同年龄组间,18—44 岁和 45—59 岁年龄组蔬菜、水果摄入不足比例相差不大,分别为 44.9% 和 45.8%,60 岁及以上年龄组最高,为 55.7%(表 5‐4)。

表 5‐4　2013 年江苏省不同性别、年龄、区域城乡居民蔬菜、水果摄入不足比例(%)

性别	年龄组（岁）	城乡		区域			合计
		城市	农村	苏南	苏中	苏北	
男性	18—44	39.5	53.1	43.8	72.4	45.0	47.5
	45—59	38.2	49.0	38.4	59.9	48.4	45.2
	60＋	43.1	59.7	48.9	70.6	49.3	54.2
	小计	39.8	53.5	43.5	69.2	46.4	48.3
女性	18—44	41.5	43.9	35.3	44.5	47.3	43.0
	45—59	38.9	50.4	36.5	66.7	47.8	46.5
	60＋	42.7	64.6	48.7	71.7	57.7	57.1
	小计	41.3	49.2	38.9	55.5	48.4	46.3
男女合计	18—44	40.6	47.7	39.3	53.1	46.4	44.9
	45—59	38.6	49.7	37.5	63.9	48.1	45.8
	60＋	42.9	62.3	48.8	71.2	53.2	55.7
	小计	40.6	51.1	41.1	60.5	47.5	47.2

不同文化程度中,小学及以下人群蔬菜、水果摄入不足比例最高,达53.7%,初高中人群最低,为43.1%(图5-2);蔬菜、水果摄入不足比例随着家庭收入水平升高呈下降趋势(图5-3)。

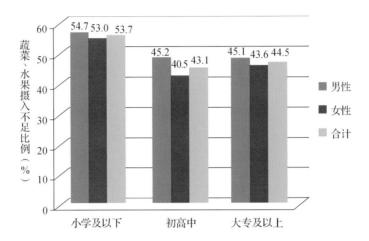

图5-2 2013年江苏省不同文化程度居民蔬菜、水果摄入不足比例

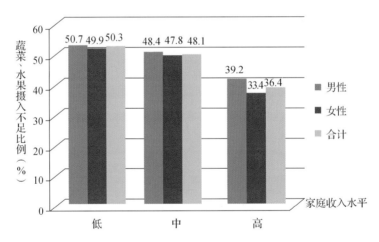

图5-3 2013年江苏省不同家庭收入水平居民蔬菜、水果摄入不足比例

四、畜禽肉类摄入

(一)猪肉、牛羊肉和禽肉摄入量

江苏省18岁及以上居民人均每日猪肉、牛羊肉和禽肉摄入量分别为46.8克、9.0克和20.7克。男性人均每日猪肉、牛羊肉和禽肉摄入量均高于女性。人均每日猪肉、牛羊肉和

禽肉摄入总量城乡相差不大。苏南地区人均每日猪肉摄入量最高,为 57.4 克,苏北地区最低,为 38.9 克(表 5 - 5)。

表 5 - 5　2013 年江苏省不同性别、区域城乡居民人均每日猪肉、牛羊肉、禽肉摄入量(克)

| 性别 | 肉种类 | 城乡 | | 区域 | | | 合计 |
		城市	农村	苏南	苏中	苏北	
男性	猪肉	56.7	60.7	72.4	52.2	48.6	59.2
	牛羊肉	10.6	10.0	8.8	7.1	12.3	10.2
	禽肉	22.6	27.7	24.0	35.5	24.4	25.7
女性	猪肉	38.1	35.9	43.7	36.2	30.9	36.8
	牛羊肉	8.2	7.7	6.3	11.9	7.4	7.9
	禽肉	16.9	16.5	17.8	16.0	15.9	16.7
男女合计	猪肉	46.6	47.0	57.4	42.2	38.9	46.8
	牛羊肉	9.3	8.8	7.6	10.0	9.7	9.0
	禽肉	19.4	21.4	20.7	23.3	19.7	20.7

随着文化程度升高,男性人均每日猪肉和禽肉摄入量、女性人均每日禽肉摄入量均呈上升趋势;无论男性和女性,小学及以下文化程度人群人均每日猪肉、牛羊肉和禽肉摄入量均为最低,初高中和大专及以上文化程度人群总体相差不大。随着家庭收入水平升高,无论男性和女性,人均每日猪肉摄入量均呈上升趋势,人均每日牛羊肉摄入量相差不大(表 5 - 6)。

表 5 - 6　2013 年江苏省不同性别、文化程度、家庭收入水平居民人均每日猪肉、牛羊肉和禽肉摄入量(克)

| 性别 | 肉种类 | 文化程度 | | | 家庭收入水平 | | |
		小学及以下	初高中	大专及以上	低	中	高
男性	猪肉	50.4	59.2	75.0	51.1	62.2	66.2
	牛羊肉	6.9	11.5	10.3	10.1	9.9	11.4
	禽肉	18.8	26.7	33.2	20.7	29.7	23.2
女性	猪肉	29.6	41.6	40.5	30.0	39.6	44.4
	牛羊肉	5.1	9.6	8.3	8.9	6.7	9.3
	禽肉	12.9	16.4	28.1	14.3	18.2	17.9
男女合计	猪肉	37.1	50.3	57.4	38.8	50.1	54.7
	牛羊肉	5.8	10.6	9.4	9.4	8.3	10.3
	禽肉	15.0	21.4	30.5	16.9	23.4	20.5

不同年龄组间,18—44 岁和 45—59 岁年龄组猪肉人均每日摄入量相差不大,分别为 49.3 克和 48.1 克,60 岁及以上年龄组最低,为 37.4 克;随着年龄增长,猪肉、牛羊肉和禽肉

人均每日摄入量呈下降趋势(图 5 - 4)。

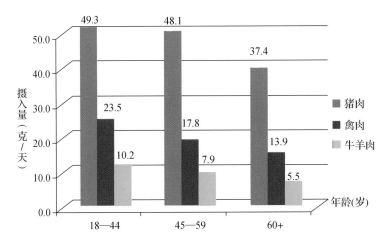

图 5 - 4　2013 年江苏省不同年龄居民猪肉、禽肉和牛羊肉人均每日摄入量

(二)红肉(猪肉、牛羊肉)摄入过多比例

江苏省 18 岁及以上居民红肉摄入过多的比例为 12.5%,男性为 18.3%,女性为 7.8%;城市为 13.4%,农村为 11.9%;不同区域间红肉摄入过多比例,苏南地区最高,为 15.9%,苏北地区最低,为 9.8%。随着年龄增长,红肉摄入过多比例呈下降趋势,60 岁及以上年龄组最低,为 6.3%(表 5 - 7)。

表 5 - 7　2013 年江苏省不同性别、年龄、区域城乡居民红肉摄入过多比例(%)

性别	年龄组(岁)	城乡		区域			合计
		城市	农村	苏南	苏中	苏北	
男性	18—44	21.3	21.9	30.1	17.9	15.8	21.6
	45—59	17.8	18.7	21.2	13.9	16.5	18.3
	60+	10.8	7.1	14.0	3.8	3.6	8.3
	小计	18.8	18.0	24.5	12.3	14.3	18.3
女性	18—44	9.9	8.6	8.6	16.0	7.0	9.1
	45—59	8.9	5.1	8.6	6.2	4.2	6.4
	60+	5.7	3.9	6.7	2.7	2.3	4.6
	小计	9.0	7.1	8.1	11.0	6.1	7.8
男女合计	18—44	14.8	14.0	18.6	16.6	10.7	14.3
	45—59	13.4	12.0	15.3	9.4	10.6	12.5
	60+	8.0	5.5	9.9	3.2	3.0	6.3
	小计	13.4	11.9	15.9	11.5	9.8	12.5

随着文化程度和家庭收入水平升高,红肉摄入过多比例总体均呈上升趋势,小学及以下、初高中和大专及以上人群分别为 6.2%、15.1%和 17.5%(图 5 - 5),家庭收入水平低、中、高居民分别为 10.2%、12.7%和 16.9%(图 5 - 6)。

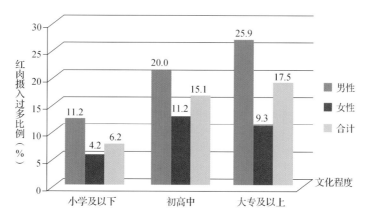

图 5 - 5 2013 年江苏省不同文化程度居民红肉摄入过多比例

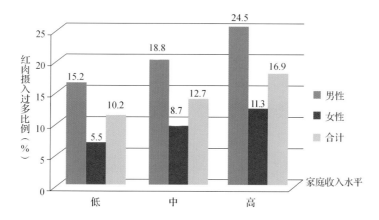

图 5 - 6 2013 年江苏省不同家庭收入水平居民红肉摄入过多比例

五、饮料饮用

江苏省 18 岁及以上居民人均每日碳酸饮料、果汁(果味饮料)饮用量分别为 86.6 毫升和 78.4 毫升,男性高于女性,农村高于城市。不同区域间,苏南地区男性人均每日碳酸饮料饮用量最高,为 124.9 毫升,苏中地区女性人均每日碳酸饮料和果汁(果味饮料)饮用量最高,分别为 111.5 毫升和 118.3 毫升,其次为苏南地区(表 5 - 8)。

表 5-8　2013 年江苏省不同性别、区域城乡居民人均每日碳酸饮料、果汁(果味饮料)饮用量(毫升)

性别	饮料种类	城乡		区域			合计
		城市	农村	苏南	苏中	苏北	
男性	碳酸饮料	82.4	120.0	124.9	92.4	96.2	105.9
	果汁(果味饮料)	70.6	103.4	90.3	92.9	91.3	91.2
女性	碳酸饮料	53.9	78.1	62.8	111.5	53.0	69.2
	果汁(果味饮料)	57.0	77.1	64.2	118.3	51.6	68.8
男女合计	碳酸饮料	67.5	97.8	95.1	104.1	73.6	86.6
	果汁(果味饮料)	62.5	88.8	76.9	109.0	68.0	78.4

随着文化程度升高,男性人均每日碳酸饮料和果汁(果味饮料)饮用量呈明显上升趋势,女性初高中人群人均每日碳酸饮料和果汁(果味饮料)饮用量均为最高,小学及以下人群饮用量均为最低。家庭收入水平中等的男性,人均每日碳酸饮料和果汁(果味饮料)饮用量相对较高,家庭收入水平低的女性,人均每日碳酸饮料饮用量相对较高,家庭收入水平中等的女性人均每日果汁(果味饮料)饮用量相对较高(表 5-9)。

表 5-9　2013 年江苏省不同性别、文化程度、家庭收入居民人均每日碳酸饮料、果汁(果味饮料)饮用量(毫升)

性别	饮料种类	文化程度			家庭收入水平		
		小学及以下	初高中	大专及以上	低	中	高
男性	碳酸饮料	53.4	97.4	197.8	90.4	113.7	109.5
	果汁(果味饮料)	51.2	91.3	129.1	75.6	103.3	81.2
女性	碳酸饮料	42.4	86.5	63.4	79.7	60.1	73.3
	果汁(果味饮料)	40.0	83.5	70.7	62.8	74.4	67.1
男女合计	碳酸饮料	46.6	92.2	127.2	84.2	86.5	92.4
	果汁(果味饮料)	43.6	87.0	100.9	67.5	87.8	73.7

六、食盐与烹调油摄入

(一) 家庭人均食盐和烹调油摄入量

江苏省家庭人均每日食盐摄入量为 9.2 克,城市为 8.5 克,农村为 9.7 克;苏中地区最高,达 11.7 克,苏北地区最低,为 8.5 克。

江苏省家庭人均每日烹调油摄入量为 49.6 克,城市高于农村,分别为 53.9 克和 46.8 克;

不同区域间相差不大,苏南、苏中和苏北地区分别为 48.5 克、50.9 克和 50.0 克(表 5 - 10)。

表 5 - 10 2013 年江苏省不同区域城乡居民家庭人均每日食盐和烹调油摄入量(克)

分类	城乡		区域			合计
	城市	农村	苏南	苏中	苏北	
食盐	8.5	9.7	9.0	11.7	8.5	9.2
烹调油	53.9	46.8	48.5	50.9	50.0	49.6

(二) 食盐摄入过多比例

江苏省家庭人均食盐摄入过多比例为 69.3%,其中家庭人均每日食盐摄入量为 6.1—9.0 克、9.1—12.0 克和 12.0 克以上的比例分别为 32.0%、17.4% 和 19.9%。城市和农村家庭人均食盐摄入过多比例分别为 66.8% 和 70.9%;不同区域间,苏中地区家庭人均食盐摄入过多比例最高,为 82.9%,苏南和苏北地区相差不大(表 5 - 11)。

表 5 - 11 2013 年江苏省不同区域城乡居民食盐摄入过多比例(%)

分类		6.1—9.0 g/d	9.1—12.0 g/d	>12.0 g/d	合计
城乡	城市	35.2	18.1	13.5	66.8
	农村	30.0	16.9	24.0	70.9
区域	苏南	30.0	18.5	18.6	67.1
	苏中	25.0	22.9	35.0	82.9
	苏北	36.5	14.2	14.9	65.6
合计		32.0	17.4	19.9	69.3

随着家庭收入水平升高,城市家庭人均食盐摄入过多比例呈下降趋势,而农村则呈上升趋势。城市家庭收入水平低、中和高的家庭人均食盐摄入过多比例分别为 73.2%、66.2% 和 60.2%,农村家庭收入水平低、中和高的家庭则分别为 63.2%、74.2% 和 84.5%(图 5 - 7)。

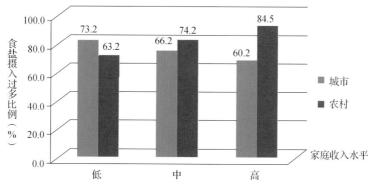

图 5 - 7 2013 年江苏省不同家庭收入水平城乡居民人均食盐摄入过多比例

（三）烹调油摄入过多比例

江苏省家庭人均烹调油摄入过多比例为 84.9%，其中家庭人均每日烹调油摄入量为 25.1—50 克、50 克以上的比例分别为 46.0% 和 38.9%。城市家庭人均烹调油摄入过多比例高于农村，分别为 89.5% 和 81.8%；苏中地区家庭人均烹调油摄入过多比例最高，为 91.4%，苏南和苏北地区相差不大（表 5 - 12）。

表 5 - 12 2013 年江苏省不同区域城乡居民烹调油摄入过多比例（%）

分类		25.1—50.0 g/d	>50.0 g/d	合计
城乡	城市	43.3	46.2	89.5
	农村	47.6	34.2	81.8
区域	苏南	49.8	36.0	85.8
	苏中	48.1	43.3	91.4
	苏北	41.7	39.8	81.5
合计		46.0	38.9	84.9

随着家庭收入水平升高，城市家庭人均烹调油摄入过多比例呈下降趋势，而农村则呈上升趋势。城市家庭收入水平低、中和高的家庭人均烹调油摄入过多比例分别为 93.7%、88.9% 和 85.9%，农村家庭则分别为 77.7%、83.6% 和 90.3%（图 5 - 8）。

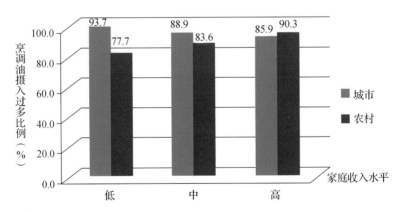

图 5 - 8 2013 年江苏省不同家庭收入水平城乡居民人均烹调油摄入过多比例

七、本章小结

江苏省 18 岁及以上居民人均每日蔬菜、水果摄入量分别为 372.6 克和 130.3 克，男性人均每日蔬菜摄入量高于女性,女性人均每日水果摄入量高于男性;随着文化程度升高,无论男性和女性,人均每日蔬菜摄入量均呈下降趋势,而人均每日水果摄入量则呈上升趋势。

江苏省 18 岁及以上居民蔬菜、水果摄入不足比例近 50%,男性略高于女性,农村高于城市;苏中地区居民蔬菜、水果摄入不足比例最高,达60.5%。随着家庭收入水平升高,人均每日蔬菜、水果摄入量呈下降趋势,小学及以下文化程度人群和老年人蔬菜、水果摄入不足问题较为突出。

江苏省 18 岁及以上居民人均每日猪肉、牛羊肉和禽肉摄入量分别为 46.8 克、9.0 克和 20.7 克,男性均高于女性,城乡相差不大。红肉摄入过多比例为 12.5%,男性高于女性,城市高于农村;不同区域间苏南地区最高。红肉摄入过多比例随着年龄增长呈下降趋势,随着文化程度和家庭收入水平升高总体呈上升趋势。

江苏省 18 岁及以上居民人均每日碳酸饮料、果汁(果味饮料)饮用量分别为 86.6 毫升和 78.4 毫升,男性高于女性,农村高于城市。

江苏省家庭人均每日食盐摄入量达 9.2 克,与《中国居民膳食指南(2011 年)》的建议标准相比,69.3%的家庭人均食盐摄入量超标,19.9%的家庭超标 2 倍。家庭人均每日烹调油摄入量为 49.6 克,接近《中国居民膳食指南(2011 年)》建议标准(25 克)的 2 倍。

第六章

身体活动

一、相关指标定义

职业性身体活动:在日常工作、农活或家务中所涉及的身体活动,包括有酬劳或无酬劳的工作、学习(培训)、家务活动、收庄稼和打鱼等。

交通性身体活动:采用步行或骑自行车的方式来往各地,包括上下班、购物等。

休闲性身体活动:在工作、学习之余,以休闲、健身为主要目的的身体活动,包括体育锻炼、休闲娱乐活动等。

从不锻炼率:通常一周中从不参加锻炼者占总人群的比例。

经常锻炼率:通常一周中参加锻炼至少 3 次,每次至少 10 分钟者占总人群的比例。

每日静态行为:业余时间安静地坐着看电视、使用电脑、玩电子游戏、阅读等静态行为。

活动强度级别:高强度活动指可引起呼吸急促或者心跳明显加快的活动,常见如搬运重物、挖掘、长跑、游泳、踢足球等。中等强度活动指可引起呼吸频率和心跳频率稍微增加的活动,常见如锯木头、打扫卫生、骑自行车、快步走、打太极拳等。本次调查只计入一次连续活动时间在 10 分钟以上的活动。

代谢当量:能量代谢当量,为身体活动时的代谢率与标准静息代谢率的比值,是表达各种活动时相对能量代谢水平的常用指标。每公斤体重从事 1 分钟活动,消耗 3.5 毫升的氧气,这样的运动强度为 1 MET。MET 值可用于评估身体活动的相对强度,各类职业性、交通性和休闲性身体活动可通过选取几种典型活动的 MET 平均值来表示。也可将不同类型的身体活动归为一大类,并以活动强度为基础赋予一个特定的 MET 值。各类活动的 MET 值见表6-1。

表 6-1　不同类型、强度身体活动 MET 值

分　类	MET 值
职业性身体活动	高强度 MET 值＝8.0 中等强度 MET 值＝4.0
交通性身体活动	骑车和步行 MET 值＝4.0
休闲性身体活动	高强度 MET 值＝8.0 中等强度 MET 值＝4.0

身体活动水平分级:参照世界卫生组织的《全球身体活动问卷分析指南》,结合身体活动类型、活动强度、一周内活动天数和每天的身体活动时间,计算出总身体活动代谢当量,根据

不同的代谢当量水平,将身体活动水平分为活跃、中等和不足三级,分类标准见表6-2。

表6-2 全球身体活动问卷身体活动水平分级

身体活动水平	分级标准
活跃	① 一周内高强度身体活动至少3天且总身体活动量至少为1500 METs; ② 一周交通出行、中等和/或高强度身体活动达7天且身体活动量达3000 METs。
中等	身体活动水平未达到"活跃"标准,但符合以下标准之一: ① 一周内高强度身体活动至少3天且每天至少为20分钟; ② 一周内中等强度身体活动至少5天且每天至少30分钟; ③ 一周交通出行、中等和/或高强度身体活动达5天或以上且身体活动量达600 METs。
不足	未报告任何身体活动,或者所报告活动不足以满足活跃或中等的标准。

二、居民身体活动水平情况

江苏省18岁及以上居民身体活动不足、中等和活跃的比例分别为25.3%、25.3%和49.4%。其中,男性身体活动不足比例为30.2%,高于女性(21.4%);城市居民身体活动不足比例为27.6%,稍高于农村(23.9%);不同年龄人群中,45—59岁组身体活动活跃比例最高,为62.1%,60岁及以上组身体活动活跃比例最低,为45.0%(表6-3)。

表6-3 2013年江苏省不同性别、年龄城乡居民身体活动水平分级比例(%)

性别	年龄组（岁）	城市			农村			合计		
		不足	中等	活跃	不足	中等	活跃	不足	中等	活跃
男性	18—44	32.8	21.5	45.7	31.4	18.6	50.1	32.0	19.8	48.3
	45—59	24.0	19.1	56.9	25.0	15.0	60.0	24.6	16.5	58.9
	60+	35.8	28.3	35.9	29.9	26.2	44.0	31.9	26.9	41.3
	小计	31.4	22.1	46.5	29.5	19.3	51.2	30.2	20.4	49.4
女性	18—44	27.7	29.2	43.0	21.7	31.9	46.4	24.0	30.9	45.1
	45—59	10.6	24.5	64.9	8.3	26.1	65.6	9.1	25.6	65.3
	60+	25.8	24.6	49.6	24.3	28.2	47.6	24.8	26.9	48.3
	小计	24.4	27.6	48.0	19.6	30.0	50.4	21.4	29.2	49.5
男女合计	18—44	29.9	25.9	44.2	25.6	26.5	47.9	27.3	26.2	46.4
	45—59	17.5	21.7	60.8	16.6	20.6	62.8	16.9	21.0	62.1
	60+	30.4	26.2	43.4	26.9	27.2	45.9	28.1	26.9	45.0
	小计	27.6	25.1	47.3	23.9	25.4	50.7	25.3	25.3	49.4

不同地区人群中,身体活动活跃比例以苏中地区(57.1%)最高,苏南地区(43.9%)最低(图6-1);不同职业人群中,身体活动不足比例最高为专业技术人员(37.3%),最低为家务人员(16.3%),活跃比例最高为农民(59.0%),最低为专业技术人员(37.5%)(图6-2);不同家庭收入水平人群中,中等收入人群身体活动不足比例(28.1%)最高,活跃比例(45.2%)最低(图6-3);随着文化程度升高,身体活动不足比例呈上升趋势,活跃比例呈下降趋势(图6-4)。

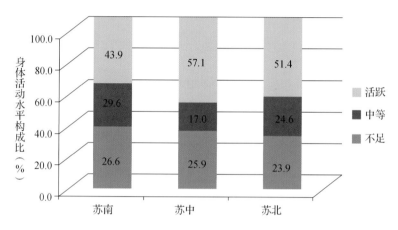

图6-1 2013年江苏省不同区域居民身体活动水平构成比

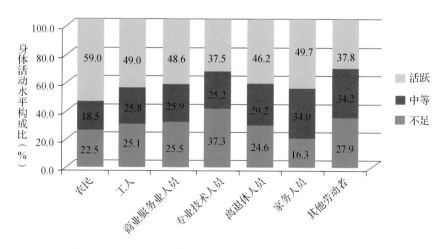

图6-2 2013年江苏省不同职业居民身体活动水平构成比

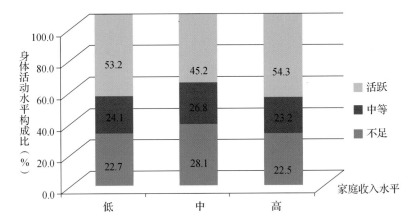

图6-3　2013年江苏省不同家庭收入水平居民身体活动水平构成比

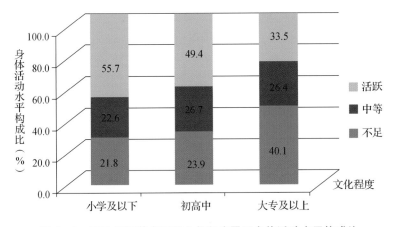

图6-4　2013年江苏省不同文化程度居民身体活动水平构成比

三、居民从不锻炼率

江苏省18岁及以上居民从不锻炼率为82.6%。其中,男性和女性分别为79.5%和85.1%;城市和农村分别为80.5%和83.8%,农村中男性和女性均以60岁及以上组人群从不锻炼率最高,城市中男性以60岁及以上组人群最高,女性则以18—44岁组人群最高;不同区域人群中,苏中地区从不锻炼率最高,为92.9%,苏南地区最低,为71.0%(表6-4)。

表 6 - 4　2013 年江苏省不同性别、年龄、区域城乡居民从不锻炼率(%)

性别	年龄组（岁）	城乡		区域			合计
		城市	农村	苏南	苏中	苏北	
男性	18—44	76.5	75.6	65.0	78.8	83.8	75.9
	45—59	79.6	81.2	68.7	96.1	89.3	80.7
	60＋	82.7	90.7	77.8	98.2	95.1	88.0
	小计	78.2	80.2	68.7	89.0	86.6	79.5
女性	18—44	84.8	84.9	70.7	95.6	90.1	84.9
	45—59	77.3	86.3	70.5	94.0	91.4	83.2
	60＋	78.2	92.7	80.5	94.8	94.7	87.7
	小计	82.4	86.7	73.1	95.1	90.6	85.1
男女合计	18—44	81.2	81.1	68.1	90.2	87.5	81.1
	45—59	78.5	83.8	69.6	94.8	90.3	81.9
	60＋	80.3	91.8	79.3	96.3	94.9	87.9
	小计	80.5	83.8	71.0	92.9	88.9	82.6

不同职业人群中,农民从不锻炼率最高(91.6%),其次为家务人员(89.7%),离退休人员从不锻炼率最低(64.7%);随着文化程度、家庭收入水平升高,居民从不锻炼率均呈下降趋势(表 6 - 5)。

表 6 - 5　2013 年江苏省不同职业、文化程度、家庭收入水平、区域城乡居民从不锻炼率(%)

分类		城乡		区域			合计
		城市	农村	苏南	苏中	苏北	
职业	农民	88.5	93.2	76.3	96.6	92.7	91.6
	工人	81.4	71.3	71.3	83.4	78.6	75.1
	商业服务业人员	77.0	71.9	70.4	94.4	72.3	74.1
	专业技术人员	67.8	71.8	63.3	82.9	82.1	70.0
	离退休人员	63.0	68.2	62.2	85.3	80.0	64.7
	家务人员	86.8	91.1	84.1	88.6	94.5	89.7
	其他劳动者	80.9	81.3	72.7	92.4	89.0	81.2
文化程度	小学及以下	88.3	92.4	81.9	96.1	94.8	91.2
	初高中	81.0	82.4	69.9	93.2	87.1	81.8
	大专及以上	63.6	63.2	61.8	70.5	66.5	63.4
家庭收入水平	低	88.0	89.5	78.8	97.3	89.6	89.0
	中	80.6	80.2	71.5	89.3	88.3	80.3
	高	71.3	79.9	64.4	92.8	87.4	74.9

四、居民经常锻炼率

江苏省 18 岁及以上居民经常锻炼率为 12.9％。其中,男性和女性分别为 13.5％ 和 12.5％；城市居民经常锻炼率为 14.8％,高于农村(11.8％)；不同年龄组人群中,45—59 岁组经常锻炼率高于其他年龄组；不同地区人群中,苏南地区经常锻炼率最高(21.6％),苏中地区最低(4.9％)(表 6-6)。

表 6-6　2013 年江苏省不同性别、年龄、区域城乡居民经常锻炼率(％)

性别	年龄组(岁)	城乡		区域			合计
		城市	农村	苏南	苏中	苏北	
男性	18—44	12.6	14.5	18.4	13.1	10.2	13.7
	45—59	16.8	14.6	24.6	3.5	8.8	15.4
	60+	16.0	8.0	19.7	1.6	4.6	10.7
	小计	14.1	13.1	20.3	7.2	9.1	13.5
女性	18—44	12.4	12.0	23.4	2.6	8.4	12.2
	45—59	20.9	10.6	25.5	5.4	6.5	14.1
	60+	20.6	7.1	18.7	4.7	5.2	11.7
	小计	15.3	10.8	22.7	3.6	7.7	12.5
男女合计	18—44	12.5	13.0	21.1	5.9	9.1	12.8
	45—59	18.8	12.6	25.0	4.6	7.6	14.8
	60+	18.5	7.5	19.2	3.4	4.9	11.3
	小计	14.8	11.8	21.6	4.9	8.3	12.9

不同职业人群中,离退休人员经常锻炼率最高(33.6％),其次为专业技术人员(20.7％),农民经常锻炼率最低(6.5％)；随着文化程度和家庭收入水平升高,居民经常锻炼率均呈上升趋势(表 6-7)。

表 6-7　2013 年江苏省不同职业、文化程度、家庭收入水平、区域城乡居民经常锻炼率(％)

分类		城乡		区域			合计
		城市	农村	苏南	苏中	苏北	
职业	农民	7.9	5.8	17.0	3.0	5.8	6.5
	工人	13.1	18.6	18.1	7.1	18.8	16.5
	商业服务业人员	17.4	22.9	26.0	2.1	20.2	20.5
	专业技术人员	23.9	18.0	25.6	14.5	10.4	20.7

（续表）

分类		城乡		区域			合计
		城市	农村	苏南	苏中	苏北	
职业	离退休人员	34.9	30.7	36.0	13.4	19.2	33.6
	家务人员	12.4	7.2	13.6	9.2	5.1	9.0
	其他劳动者	13.2	13.2	20.0	3.3	7.1	13.2
文化程度	小学及以下	9.8	6.3	14.7	3.4	4.6	7.4
	初高中	15.0	14.5	24.6	5.3	10.4	14.7
	大专及以上	23.3	18.1	22.9	11.2	13.4	20.2
家庭收入水平	低	8.6	8.7	18.6	2.5	7.6	8.7
	中	14.0	13.9	20.2	6.4	8.7	13.9
	高	23.9	13.6	27.2	5.9	11.4	19.5

五、居民每日静态行为时间

江苏省 18 岁及以上居民平均每日静态行为时间为 5.1 小时,男性(5.0 小时)和女性(5.1 小时)差别不明显,18—44 岁组静态行为时间最长(5.4 小时),45—59 岁组静态行为时间最短(4.4 小时)。在不同性别和年龄人群中,城市居民静态行为时间基本上高于农村,苏南地区居民高于苏中和苏北地区居民(表 6-8)。

表 6-8 2013 年江苏省不同性别、年龄、区域城乡居民每日静态行为时间(小时)

性别	年龄组（岁）	城乡		区域			合计
		城市	农村	苏南	苏中	苏北	
男性	18—44	5.5	5.2	6.4	5.2	4.5	5.3
	45—59	5.5	4.0	5.4	4.3	3.8	4.6
	60＋	6.1	4.1	5.8	3.8	4.0	4.8
	小计	5.6	4.7	6.0	4.6	4.3	5.0
女性	18—44	5.4	5.4	6.6	5.7	4.6	5.4
	45—59	5.2	3.8	5.1	4.1	3.5	4.3
	60＋	6.2	4.0	5.8	3.8	3.6	4.8
	小计	5.5	4.8	6.1	4.9	4.3	5.1
男女合计	18—44	5.5	5.3	6.5	5.6	4.6	5.4
	45—59	5.4	3.9	5.3	4.2	3.6	4.4
	60＋	6.1	4.1	5.8	3.8	3.8	4.8
	小计	5.6	4.8	6.0	4.8	4.3	5.1

不同职业人群中,专业技术人员和离退休人员平均每日静态行为时间最长,均为6.5小时,农民最低,为4.2小时;随着文化程度和家庭收入水平升高,居民平均每日静态行为时间均呈上升趋势(表6-9)。

表6-9　2013年江苏省不同职业、文化程度、家庭收入水平、区域城乡居民每日静态行为时间(小时)

分类		城乡		区域			合计
		城市	农村	苏南	苏中	苏北	
职业	农民	4.2	4.1	5.4	4.3	3.8	4.2
	工人	6.5	5.2	5.8	5.7	5.4	5.7
	商业服务业人员	5.6	4.9	5.9	5.6	4.5	5.2
	专业技术人员	7.1	6.0	6.9	5.8	5.5	6.5
	离退休人员	7.3	4.8	6.8	5.9	4.2	6.5
	家务人员	4.8	4.5	5.3	4.2	4.5	4.6
	其他劳动者	5.8	5.3	5.8	6.6	4.8	5.4
文化程度	小学及以下	4.6	3.9	5.4	3.8	3.6	4.1
	初高中	5.4	4.9	5.7	5.3	4.6	5.1
	大专及以上	7.9	6.7	7.4	7.0	6.5	7.2
家庭收入水平	低	4.4	4.6	5.8	5.0	4.1	4.6
	中	5.7	4.8	5.8	4.4	4.5	5.1
	高	6.7	5.1	6.7	5.1	4.8	6.0

六、居民每日睡眠时间

江苏省18岁及以上居民平均每日睡眠时间为7.6小时,男性(7.5小时)稍低于女性(7.7小时),城市(7.5小时)稍低于农村(7.7小时);不同年龄组人群平均每日睡眠时间在7.3—7.9小时之间波动;苏南、苏中和苏北地区人群平均每日睡眠时间分别为7.6小时、7.7小时和7.6小时,差别较小(表6-10)。不同职业人群中,家务人员平均睡眠时间最长(7.8小时),商业服务业人员和离退休人员最短(7.4小时);不同文化程度和家庭收入水平人群总的平均每日睡眠时间差异不大,在7.6—7.7小时之间波动(表6-11)。

表 6-10　2013 年江苏省不同性别、年龄、区域城乡居民每日睡眠时间(小时)

性别	年龄组（岁）	城乡		区域			合计
		城市	农村	苏南	苏中	苏北	
男性	18—44	7.5	7.6	7.6	7.5	7.5	7.5
	45—59	7.3	7.4	7.4	7.5	7.3	7.4
	60+	7.6	7.4	7.4	7.8	7.5	7.5
	小计	7.5	7.5	7.5	7.6	7.5	7.5
女性	18—44	7.6	7.9	7.8	7.8	7.8	7.8
	45—59	7.4	7.4	7.4	7.5	7.5	7.4
	60+	7.4	7.6	7.6	7.7	7.2	7.5
	小计	7.5	7.8	7.7	7.7	7.6	7.7
男女合计	18—44	7.5	7.8	7.7	7.7	7.7	7.7
	45—59	7.4	7.4	7.4	7.5	7.4	7.4
	60+	7.5	7.5	7.5	7.7	7.4	7.5
	小计	7.5	7.7	7.6	7.7	7.6	7.6

表 6-11　2013 年江苏省不同职业、文化程度、家庭收入水平、区域城乡居民每日睡眠时间(小时)

分类		城乡		区域			合计
		城市	农村	苏南	苏中	苏北	
职业	农民	7.5	7.6	7.5	7.7	7.5	7.6
	工人	7.5	7.7	7.6	7.7	7.7	7.7
	商业服务业人员	7.4	7.4	7.5	7.7	7.3	7.4
	专业技术人员	7.6	7.6	7.6	7.6	7.4	7.6
	离退休人员	7.4	7.5	7.4	7.9	7.2	7.4
	家务人员	7.5	7.9	7.9	7.4	7.7	7.8
	其他劳动者	7.6	7.6	7.5	7.5	7.7	7.6
文化程度	小学及以下	7.4	7.6	7.6	7.7	7.5	7.6
	初高中	7.5	7.7	7.5	7.7	7.6	7.6
	大专及以上	7.7	7.7	7.7	7.9	7.7	7.7
家庭收入水平	低	7.5	7.6	7.7	7.5	7.6	7.6
	中	7.5	7.6	7.6	7.7	7.6	7.6
	高	7.5	7.8	7.6	7.9	7.4	7.6

七、本章小结

江苏省 18 岁及以上居民身体活动不足的比例为 25.3%，男性(30.2%)高于女性

(21.4%),城市(27.6%)稍高于农村(23.9%),身体活动活跃的比例为49.4%,男女差异不大,且无论男女,45—59岁组(62.1%)身体活动活跃比例均高于其他年龄组。

江苏省18岁及以上居民从不锻炼率为82.6%,女性(85.1%)高于男性(79.5%),农村(83.8%)稍高于城市(80.5%),女性、农民和家务人员从不锻炼率较高,应当引起重视。居民经常锻炼率仅为12.9%,男性(13.5%)略高于女性(12.5%),城市(14.8%)高于农村(11.8%),随着文化程度和家庭收入水平升高,居民经常锻炼率均呈上升趋势。

江苏省18岁及以上居民平均每日静态行为时间为5.1小时,男女差别不明显;城市(5.6小时)高于农村(4.8小时);不同年龄人群中,以18—44岁组最长;不同职业人群中,专业技术人员和离退休人员最长;随文化程度和家庭收入水平升高,居民平均每日静态行为时间呈递增趋势。城市居民、中青年人群、专业技术人员和离退休人员的静态行为时间较长,建议进行重点干预,增加休闲性锻炼时间。

江苏省18岁及以上居民平均每日睡眠时间为7.6小时。

第七章

体重情况

Chronic Diease

and Risk

Factor

Surveillance

Report

in

Jiangsu

一、相关指标定义

体重指数(Body Mass Index,BMI)=体重(千克)/身高的平方(米^2)。

按照《中国成人超重和肥胖症预防控制指南(试行)》标准,BMI<18.5 为低体重;18.5≤BMI<24.0 为正常体重;24.0≤BMI<28.0 为超重;BMI≥28.0 为肥胖。

超重率:超重者占有效分析人数的比例。

肥胖率:肥胖者占有效分析人数的比例。

中心型肥胖:男性腰围≥90 cm,女性腰围≥85 cm。

中心型肥胖率:中心型肥胖者占有效分析人数的比例。

二、体质指数

(一) BMI 平均水平

江苏省 18 岁及以上居民中,BMI 平均水平为 24.0 kg/m^2。其中,男性、女性分别为 24.3 kg/m^2 和 23.8 kg/m^2,城市、农村分别为 24.1 kg/m^2 和 24.0 kg/m^2,苏南、苏中和苏北分别为 23.7 kg/m^2、24.1 kg/m^2 和 24.3 kg/m^2。在不同年龄人群中,男性和女性 BMI 均值均以 45—59 岁最高,分别为 24.7 kg/m^2 和 25.0 kg/m^2(表 7 - 1)。

表 7 - 1 2013 年江苏省不同性别、年龄、区域城乡居民 BMI 平均水平(kg/m^2)

性别	年龄组（岁）	城乡		区域			合计
		城市	农村	苏南	苏中	苏北	
男性	18—44	24.3	24.4	24.1	25.1	24.4	24.3
	45—59	24.8	24.6	24.3	25.1	24.9	24.7
	60+	24.1	23.6	23.9	23.5	23.8	23.8
	小计	24.4	24.3	24.1	24.5	24.4	24.3
女性	18—44	23.3	23.1	22.3	23.4	23.7	23.2
	45—59	25.0	25.0	24.2	25.5	25.6	25.0
	60+	24.7	24.4	24.7	23.9	25.0	24.5
	小计	23.8	23.7	23.3	23.9	24.1	23.8

（续表）

性别	年龄组 （岁）	城乡		区域			合计
		城市	农村	苏南	苏中	苏北	
男女 合计	18—44	23.7	23.7	23.1	23.9	24.0	23.7
	45—59	24.9	24.8	24.2	25.3	25.2	24.8
	60＋	24.4	24.0	24.3	23.7	24.4	24.2
	小计	24.1	24.0	23.7	24.1	24.3	24.0

按不同职业分析,商业服务业人员 BMI 均值最高,为 24.7 kg/m²,专业技术人员最低,为 23.4 kg/m²。BMI 平均水平随着文化程度升高而下降,其中小学及以下文化程度者 BMI 均值最高（24.5 kg/m²）,其次为初高中（24.0 kg/m²）,大专及以上 BMI 均值最低（22.9 kg/m²）。在不同家庭收入水平人群中,低收入人群 BMI 均值最高,高收入人群次之,中等收入人群最低,BMI 值分别为 24.2 kg/m²、24.0 kg/m² 和 23.9 kg/m²（表 7 - 2）。

表 7 - 2　江苏省不同职业、文化程度、家庭收入水平、区域城乡居民 BMI 平均水平（kg/m²）

分类		城乡		区域			合计
		城市	农村	苏南	苏中	苏北	
职业	农民	24.4	24.3	24.7	23.9	24.4	24.3
	工人	23.8	23.9	23.9	23.2	24.2	23.8
	商业服务业人员	24.5	24.8	23.9	27.4	24.7	24.7
	专业技术人员	23.7	23.2	23.2	23.3	23.9	23.4
	离退休人员	24.1	23.7	23.9	24.2	24.9	24.0
	家务人员	24.5	23.6	24.0	23.8	23.8	23.9
	其他劳动者	23.4	23.8	23.0	26.8	24.0	23.7
文化 程度	小学及以下	24.7	24.4	24.4	24.1	24.7	24.5
	初高中	24.0	23.9	23.7	24.3	24.1	24.0
	大专及以上	23.1	22.8	22.9	22.5	23.1	22.9
家庭 收入 水平	低	24.3	24.1	23.8	23.9	24.4	24.2
	中	24.1	23.8	23.5	24.2	24.2	23.9
	高	23.8	24.4	23.9	24.3	24.1	24.0

（二）居民体重分布情况

江苏省 18 岁及以上居民中低体重、正常体重、超重和肥胖者分别占总人群的 4.8%、48.5%、33.7%和 13.0%,其中男性分别为 2.6%、47.3%、36.1%和 14.0%,女性分别为 6.5%、49.4%、31.8%和 12.3%（图 7 - 1）。

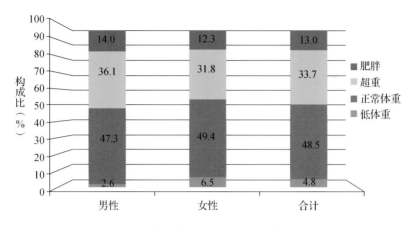

图 7 - 1   2013 年江苏省不同性别居民体重分布情况

城市居民中低体重、正常体重、超重和肥胖者的比例分别为 3.5％、47.4％、35.6％和 13.5％,农村分别为 5.6％、49.1％、32.5％和 12.8％。按不同区域计,苏南低体重、正常体重、超重和肥胖者分别为 5.5％、51.7％、31.6％和 11.2％,苏中分别为 6.4％、46.0％、32.8％和 14.8％,苏北分别为 3.5％、46.6％、35.9％和 14.0％(图 7 - 2)。

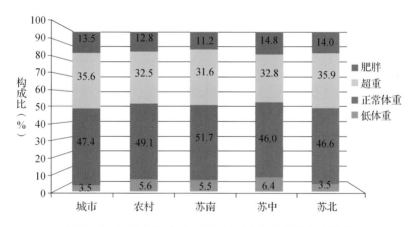

图 7 - 2   2013 年江苏省不同区域城乡居民体重分布情况

(三) 不同年龄组体重分布情况

江苏省各年龄组居民中,18—44 岁组居民低体重和正常体重比例最高,超重和肥胖比例最低,分别为 6.0％、51.9％、29.8％和 12.3％;45—59 岁组居民超重和肥胖比例最高,正常体重和低体重比例最低,分别为 43.0％、15.0％、40.0％和 2.0％(图 7 - 3)。

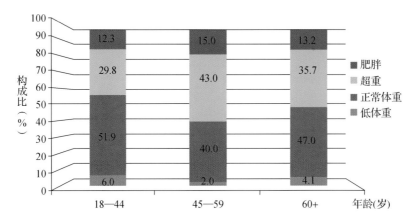

图 7 - 3 2013 年江苏省不同年龄居民体重分布情况

在江苏省不同职业人群中,专业技术人员正常体重比例最高,为 58.7%;离退休人员超重比例最高,为 40.0%;而商业服务业人员肥胖比例最高,为 22.0%。正常体重、超重和肥胖比例最低的人群分别是家务人员、商业服务业人员和离退休人员,分别为 43.6%、24.8% 和 9.7%(图 7 - 4)。

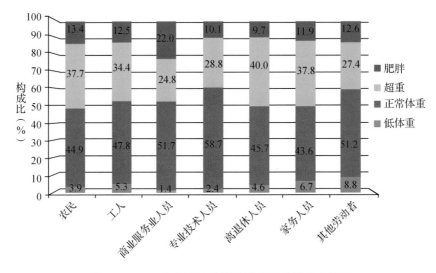

图 7 - 4 2013 年江苏省不同职业居民体重分布情况

正常体重者所占比例随文化程度升高而上升,小学及以下人群所占比例最低(43.9%),大专及以上人群所占比例最高(61.8%)。超重和肥胖者的比例随文化程度升高而下降,小学及以下人群所占比例最高,分别为 38.7% 和 14.4%,大专及以上人群所占比例最低,分别为 21.9% 和 9.2%。不同家庭收入人群中,高收入人群正常体重和超重的比例均为最高,分别为 49.3% 和 36.8%,而低收入人群肥胖比例最高(14.0%)(图 7 - 5)。

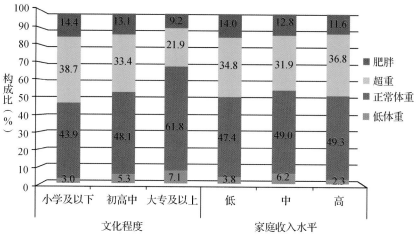

图 7 - 5　2013 年江苏省不同文化程度、家庭收入居民体重分布情况

三、超重率

2013 年,江苏省 18 岁及以上居民平均超重率为 33.7%,男性(36.1%)高于女性(31.8%),城市(35.7%)高于农村(32.5%),苏南、苏中和苏北超重率依次递增,分别为 31.6%、32.8% 和 35.9%。各年龄组居民中,45—59 岁组超重率最高(43.0%),60 岁及以上组次之(35.7%),18—44 岁组最低(29.9%)(表 7 - 3)。

表 7 - 3　2013 年江苏省不同性别、年龄、区域城乡居民超重率(%)

性别	年龄组（岁）	城乡		区域			合计
		城市	农村	苏南	苏中	苏北	
男性	18—44	42.6	26.2	32.2	22.9	35.7	32.9
	45—59	45.0	44.0	46.1	50.9	40.5	44.3
	60＋	31.5	36.9	36.7	33.5	34.0	35.1
	小计	41.2	32.9	36.8	32.3	36.6	36.1
女性	18—44	27.0	28.1	17.5	31.9	32.6	27.7
	45—59	38.9	43.1	35.9	47.4	44.9	41.6
	60＋	39.0	34.7	40.3	26.8	38.8	36.2
	小计	31.1	32.3	27.0	33.2	35.3	31.8
男女合计	18—44	33.8	27.3	24.4	29.0	33.9	29.9
	45—59	42.0	43.5	41.3	48.8	42.7	43.0
	60＋	35.6	35.7	38.7	29.6	36.2	35.7
	小计	35.7	32.5	31.6	32.8	35.9	33.7

江苏省 18 岁及以上不同职业居民中,离退休人员的超重率最高,为 40.0%;城乡和不同区域超重率最高的职业有所不同,其中城市和农村分别为家务人员(38.9%)和离退休人员(46.4%),苏南、苏中和苏北分别为离退休人员(41.2%)、农民(37.6%)和专业技术人员(40.5%)。全省超重率呈现随文化程度升高而下降的趋势,小学及以下、初高中和大专及以上文化程度人群的超重率分别为 38.7%、33.4% 和 21.9%,且除苏中地区外,城乡和不同区域各文化程度人群的超重率变化趋势与全省一致。在不同家庭收入人群中,高收入人群的超重率最高,为 36.9%,其次为低收入人群(34.8%),中等收入人群最低(31.9%)(表7-4)。

表 7-4   2013 年江苏省不同职业、文化程度、家庭收入水平、区域城乡居民超重率(%)

分类		城乡		区域			合计
		城市	农村	苏南	苏中	苏北	
职业	农民	37.7	37.8	36.9	37.6	38.0	37.7
	工人	32.7	35.3	37.2	32.3	29.2	34.4
	商业服务业人员	30.8	20.9	27.1	20.4	24.5	25.1
	专业技术人员	38.5	21.0	26.0	18.9	40.5	28.9
	离退休人员	37.1	46.4	41.2	35.8	29.2	40.0
	家务人员	38.9	37.2	37.2	30.1	39.9	37.8
	其他劳动者	29.9	26.3	24.2	19.7	32.5	27.4
文化程度	小学及以下	37.9	39.1	40.2	33.7	40.0	38.7
	初高中	36.0	31.6	32.8	34.2	33.6	33.4
	大专及以上	30.1	16.1	20.4	17.3	30.3	21.9
家庭收入水平	低	36.8	33.9	29.3	25.2	38.8	34.8
	中	35.8	29.7	30.0	36.0	32.8	31.9
	高	34.1	40.9	37.6	40.1	31.9	36.9

四、肥胖率

2013 年,江苏省 18 岁及以上居民平均肥胖率为 13.0%,男性(14.0%)高于女性(12.3%),城市(13.5%)高于农村(12.8%),苏中(14.8%)、苏北(14.0%)、苏南(11.2%)依次递减。在全省各年龄组居民中,45—59 岁组肥胖率最高,60 岁及以上组次之,18—44 岁组最低,分别为 15.0%、13.2% 和 12.3%;男性肥胖率随年龄增长而下降,18—44 岁组最高(16.2%),其次为 45—59 岁组(13.2%),60 岁及以上组最低(9.0%);女性肥胖率在 18—44 岁组较低(9.5%),其余两年龄组较高,均为 16.9%;除苏南地区 60 岁及以上组肥胖率最高外,全省城乡及苏中和苏北地区 45—59 岁组肥胖率均为最高(表 7-5)。

表 7-5　2013 年江苏省不同性别、年龄、区域城乡居民肥胖率(%)

性别	年龄组（岁）	城乡		区域			合计
		城市	农村	苏南	苏中	苏北	
男性	18—44	13.7	17.9	13.7	26.2	15.8	16.2
	45—59	14.3	12.5	8.9	15.5	17.1	13.2
	60+	13.0	7.0	9.8	7.1	9.2	9.0
	小计	13.7	14.2	11.6	17.5	15.2	14.0
女性	18—44	11.5	8.3	7.2	10.3	10.7	9.5
	45—59	18.2	16.2	12.7	18.8	20.3	16.9
	60+	15.1	17.9	16.8	16.0	18.1	16.9
	小计	13.3	11.7	10.7	13.3	13.1	12.3
男女合计	18—44	12.5	12.2	10.3	15.4	12.8	12.3
	45—59	16.2	14.4	10.7	17.4	18.7	15.0
	60+	14.1	12.8	13.7	12.2	13.4	13.2
	小计	13.5	12.8	11.2	14.8	14.0	13.0

　　江苏省 18 岁及以上不同职业居民中,商业服务业人员的肥胖率最高,为 22.0%。城市和农村肥胖率最高的也是商业服务业人员,分别为 21.8% 和 22.1%;而不同区域肥胖率最高的职业有所差异,苏南、苏中和苏北分别为农民(17.3%)、商业服务业人员(46.8%)和离退休人员(28.6%)。全省肥胖率呈现随文化程度升高而下降的趋势,小学及以下、初高中和大专及以上人群的肥胖率分别为 14.4%、13.1% 和 9.2%,且除苏南和苏中地区外,城乡和苏北地区不同文化程度人群肥胖率变化趋势与全省一致。在不同家庭收入人群中,肥胖率呈现随家庭收入水平升高而下降的趋势,低、中、高家庭收入人群肥胖率分别为 14.0%、12.8% 和 11.6%(表 7-6)。

表 7-6　2013 年江苏省不同职业、文化程度、家庭收入水平、区域城乡居民肥胖率(%)

分类		城乡		区域			合计
		城市	农村	苏南	苏中	苏北	
职业	农民	14.0	13.0	17.3	10.6	13.8	13.4
	工人	13.7	11.8	11.0	8.2	18.5	12.5
	商业服务业人员	21.8	22.1	14.8	46.8	22.3	22.0
	专业技术人员	10.3	9.9	9.4	9.1	12.3	10.1
	离退休人员	12.3	3.9	8.4	5.6	28.6	9.7
	家务人员	16.8	9.5	13.6	14.2	10.1	11.9
	其他劳动者	8.8	14.3	7.7	49.5	12.0	12.6
文化程度	小学及以下	14.8	14.2	13.3	13.8	15.3	14.4
	初高中	14.4	12.3	10.4	17.0	14.0	13.1
	大专及以上	7.4	10.5	10.5	5.3	5.8	9.2
家庭收入水平	低	14.1	13.9	13.5	15.6	13.7	14.0
	中	14.4	12.0	11.1	14.5	14.4	12.8
	高	11.1	12.3	9.7	14.2	14.5	11.6

五、中心型肥胖率

2013 年,江苏省 18 岁及以上居民平均中心型肥胖率为 28.9%,男性(30.9%)高于女性(27.3%),城市(29.0%)高于农村(28.8%),苏中(30.3%)高于苏南(28.6%)和苏北(28.6%)。在不同年龄组居民中,中心型肥胖率随着年龄增长而上升,18—44 岁组、45—59 岁组和 60 岁及以上组中心型肥胖率分别为 24.0%、34.3%和 38.3%。女性人群不同年龄组中心型肥胖率变化趋势与全省一致,而男性中心型肥胖率最高水平出现在 45—59 岁组。苏中和苏北地区的中心型肥胖率最高水平也均出现在 45—59 岁组,而城市、农村和苏南地区的变化趋势与全省一致(表 7-7)。

表 7-7　2013 年江苏省不同性别、年龄、区域城乡居民中心型肥胖率(%)

性别	年龄组(岁)	城乡		区域			合计
		城市	农村	苏南	苏中	苏北	
男性	18—44	30.1	31.1	29.6	41.4	29.1	30.7
	45—59	31.7	31.7	29.0	38.4	32.8	31.7
	60+	30.6	30.2	33.0	27.3	28.9	30.4
	小计	30.5	31.0	30.2	35.9	29.9	30.9

（续表）

性别	年龄组（岁）	城乡		区域			合计
		城市	农村	苏南	苏中	苏北	
女性	18—44	22.5	17.1	14.2	18.4	22.6	19.2
	45—59	34.6	38.2	31.0	43.4	40.2	36.9
	60+	40.7	47.6	52.2	34.6	42.8	45.2
	小计	27.8	27.1	27.1	27.0	27.6	27.3
男女合计	18—44	25.8	22.8	21.4	25.7	25.2	24.0
	45—59	33.1	35.0	30.0	41.4	36.4	34.3
	60+	36.1	39.5	43.8	31.5	35.4	38.3
	小计	29.0	28.8	28.6	30.3	28.6	28.9

江苏省 18 岁及以上不同职业居民中,商业服务业人员中心型肥胖率最高,为34.3％,但不同区域中心型肥胖率最高的职业有所差异,苏南、苏中和苏北分别为家务人员(41.8％)、商业服务业人员(59.4％)和离退休人员(44.0％)。中心型肥胖率呈现随文化程度升高而下降的趋势,小学及以下、初高中和大专及以上人群中心型肥胖率分别为37.4％、25.1％和22.0％。在不同家庭收入人群中,中心型肥胖率呈现随家庭收入水平升高而下降的趋势,家庭收入低、中、高人群中心型肥胖率分别为29.8％、28.9％和26.6％(表7-8)。

表7-8　2013 年江苏省不同职业、文化程度、家庭收入水平、区域城乡居民中心型肥胖率(％)

分类		城乡		区域			合计
		城市	农村	苏南	苏中	苏北	
职业	农民	31.9	28.7	34.1	29.1	29.0	29.8
	工人	25.7	29.9	30.5	19.5	28.8	28.3
	商业服务业人员	35.6	33.3	27.4	59.4	34.2	34.3
	专业技术人员	24.0	21.4	20.6	21.9	28.0	22.6
	离退休人员	35.2	30.5	34.1	14.5	44.0	33.7
	家务人员	23.9	29.9	41.8	23.8	17.0	27.9
	其他劳动者	27.4	30.9	23.2	56.3	32.8	29.8
文化程度	小学及以下	36.3	37.8	42.4	38.3	34.0	37.4
	初高中	26.9	23.8	25.5	25.9	24.5	25.1
	大专及以上	23.7	20.8	20.1	12.4	34.3	22.0
家庭收入水平	低	34.5	27.7	28.9	29.8	30.0	29.8
	中	28.1	29.4	28.1	33.1	28.3	28.9
	高	24.3	29.8	29.6	24.6	20.0	26.6

六、本章小结

本次调查发现,江苏省 18 岁及以上居民 BMI 均值为 $24.0\ kg/m^2$,其中男性和女性分别为 $24.3\ kg/m^2$ 和 $23.8\ kg/m^2$。低体重、正常体重、超重和肥胖者分别占调查人群构成的 4.8%、48.5%、33.7% 和 13.0%;45—59 岁年龄组居民超重和肥胖比例均为最高,分别为 43.0% 和 15.0%。

江苏省 18 岁及以上居民平均超重率为 33.7%,男性(36.1%)高于女性(31.8%),城市(35.7%)高于农村(32.5%),苏南(31.6%)、苏中(32.8%)、苏北(35.9%)依次递增,45—59 岁组超重率最高(43.0%),18—44 岁组最低(29.9%)。不同职业居民中,离退休人员超重率最高(40.0%);超重率呈现随文化程度升高而下降的趋势。

江苏省 18 岁及以上居民平均肥胖率为 13.0%,其中男性(14.0%)高于女性(12.3%),城市(13.5%)高于农村(12.8%),苏中(14.8%)、苏北(14.0%)、苏南(11.2%)依次递减。在各年龄组居民中,45—59 岁组肥胖率最高(15.0%);不同职业居民中,商业服务业人员的肥胖率最高(22.0%);肥胖率呈现随文化程度和家庭收入水平升高而下降的趋势。

江苏省 18 岁以上居民平均中心型肥胖率为 28.9%,男性(30.9%)高于女性(27.3%),城市(29.0%)高于农村(28.8%),苏中(30.3%)高于苏南(28.6%)和苏北(28.6%)。中心型肥胖率随着年龄增长而上升;不同职业居民中,商业服务业人员中心型肥胖率最高,为 34.3%;中心型肥胖率呈现随文化程度和家庭收入水平升高而下降的趋势。

第八章

血压情况

Chronic Diease

and Risk

Factor

Surveillance

Report

in

Jiangsu

一、相关指标定义

血压平均水平:有效分析人群中后两次血压测量值的平均水平。

高血压患者:调查时平均收缩压≥140 mmHg 和(或)舒张压≥90 mmHg 者,或者已被乡镇(社区)级或以上医院确诊为高血压且近两周服药者。

高血压患病率:高血压患者占有效分析人数的比例。

高血压知晓率:高血压患者中,已明确被乡镇(社区)级或以上医院诊断的高血压患者的比例。

高血压治疗率:高血压患者中,近两周内服用降压药物者所占的比例。

已知高血压患者治疗率:已明确被乡镇(社区)级或以上医院诊断的高血压患者中,采取药物治疗者所占的比例。

高血压控制率:高血压患者中,通过治疗血压水平控制在 140/90 mmHg 以下者所占的比例。

高血压治疗后控制率:近两周内服用降压药物的高血压患者中,血压水平控制在 140/90 mmHg以下者所占的比例。

高血压患者健康管理率:已明确被乡镇(社区)级或以上医院诊断为高血压的患者中,参加了基层医疗卫生机构提供的高血压随访管理的比例。

二、血压平均水平

江苏省 18 岁及以上城乡居民收缩压均值为 126.4 mmHg,男性平均收缩压水平高于女性,分别为 130.5 mmHg 和 123.1 mmHg;城市居民为 128.4 mmHg、农村居民为 125.3 mmHg;苏南、苏中、苏北地区分别为 127.5 mmHg、124.4 mmHg 和 126.3 mmHg。

江苏省 18 岁及以上居民舒张压均值为 76.7 mmHg,男性、女性分别为 78.8 mmHg 和 75.0 mmHg,城市、农村分别为 78.3 mmHg 和 75.7 mmHg;苏南、苏中、苏北平均舒张压水平依次为 77.9 mmHg、73.1 mmHg 和 77.0 mmHg。江苏省不同性别、年龄城乡居民收缩压、舒张压平均水平见表 8-1。

表 8-1   2013 年江苏省不同性别、年龄、区域城乡居民血压平均水平(mmHg)

性别	年龄组(岁)	收缩压			舒张压		
		城市	农村	合计	城市	农村	合计
男性	18—44	129.4	124.6	126.5	79.9	76.4	77.8
	45—59	133.5	131.2	132.0	82.8	81.7	82.1
	60+	142.0	139.1	140.0	79.3	77.2	77.9
	小计	132.5	129.3	130.5	80.4	77.9	78.8
女性	18—44	118.6	113.1	115.2	75.4	71.9	73.3
	45—59	132.6	131.0	131.6	80.2	78.9	79.3
	60+	141.3	141.5	141.4	76.9	76.2	76.4
	小计	124.9	122.1	123.1	76.5	74.1	75.0
男女合计	18—44	123.3	117.8	120.0	77.4	73.7	75.2
	45—59	133.1	131.1	131.8	81.5	80.3	80.7
	60+	141.6	140.4	140.8	78.0	76.6	77.1
	小计	128.4	125.3	126.4	78.3	75.7	76.7

整体上,收缩压和舒张压均随文化程度升高而下降。小学及以下、初高中、大专及以上文化程度人群的收缩压分别为 133.9 mmHg、123.3 mmHg 和 119.7 mmHg,舒张压分别为 77.6 mmHg、76.4 mmHg 和 75.4 mmHg(图 8-1)。

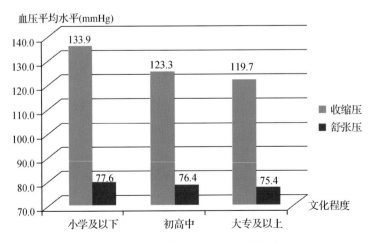

图 8-1   2013 年江苏省不同文化程度居民血压水平

三、高血压患病情况

江苏省 18 岁及以上城乡居民高血压患病率为 28.9%，男性高于女性，分别为 34.0% 和 24.7%；城市高于农村，分别为 34.8% 和 25.3%；按区域划分，苏南最高，为 32.3%，苏北其次（27.6%），苏中最低（24.1%）。高血压患病率总体呈现随年龄增长而上升的趋势（表 8－2）。

表 8－2　2013 年江苏省不同性别、年龄、区域城乡居民高血压患病率(%)

性别	年龄组（岁）	城乡		区域			合计
		城市	农村	苏南	苏中	苏北	
男性	18—44	30.4	15.8	21.2	8.6	25.1	21.8
	45—59	47.6	36.3	40.9	25.5	43.9	40.3
	60＋	71.4	56.2	67.5	54.0	57.9	61.3
	小计	41.3	29.5	36.3	27.6	33.9	34.0
女性	18—44	15.5	6.1	6.5	5.0	13.4	9.7
	45—59	43.6	36.0	40.2	28.8	41.2	38.6
	60＋	67.8	58.2	67.6	53.8	57.7	61.5
	小计	29.4	22.0	28.7	22.1	22.5	24.7
男女合计	18—44	22.0	10.0	13.4	6.1	18.2	14.8
	45—59	45.6	36.1	40.6	27.4	42.6	39.4
	60＋	69.4	57.3	67.6	53.9	57.8	61.4
	小计	34.8	25.3	32.3	24.1	27.6	28.9

不同职业人群中，离退休人员高血压患病率最高，达到 66.6%，农民其次，为 34.2%，专业技术人员和商业服务业人员的高血压患病率最低，分别为 18.2% 和 20.9%。高血压患病率随文化程度升高而下降，小学及以下文化程度者高血压患病率最高，为 43.9%。不同职业和文化程度者中，高血压患病率城市均高于农村（表 8－3）。

表 8-3　2013 年江苏省不同职业、文化程度、区域城乡居民高血压患病率(%)

分类		城乡		区域			合计
		城市	农村	苏南	苏中	苏北	
职业	农民	36.6	33.0	53.4	28.9	32.4	34.2
	工人	32.9	16.2	25.7	10.8	22.7	22.5
	商业服务业人员	25.8	17.2	19.7	12.4	24.2	20.9
	专业技术人员	26.6	11.3	16.8	8.9	25.6	18.2
	离退休人员	72.8	53.4	68.9	33.4	64.6	66.6
	家务人员	41.2	29.3	47.8	36.3	20.5	33.3
	其他劳动者	24.3	21.3	24.0	19.0	20.8	22.2
文化程度	小学及以下	51.9	40.4	56.4	38.3	38.5	43.9
	初高中	30.3	18.1	29.0	14.6	21.6	23.2
	大专及以上	21.0	6.8	13.2	5.4	13.7	12.6

四、高血压知晓情况

　　江苏省 18 岁及以上城乡居民高血压知晓率为 43.2%,女性高于男性,分别为 45.6% 和 40.9%;农村高于城市,分别为 45.2% 和 40.7%;按区域划分,苏南、苏中、苏北依次降低,分别为 53.2%、46.1% 和 31.8%。无论男女、城乡,高血压知晓率均随年龄增长而上升(表 8-4)。

表 8-4　2013 年江苏省不同性别、年龄、区域城乡居民高血压知晓率(%)

性别	年龄组(岁)	城乡		区域			合计
		城市	农村	苏南	苏中	苏北	
男性	18—44	19.7	18.7	17.6	23.5	20.0	19.3
	45—59	54.7	47.9	58.2	68.4	40.2	50.7
	60+	51.8	57.2	63.6	51.7	43.3	55.1
	小计	38.2	43.3	47.9	50.8	31.4	40.9
女性	18—44	9.1	21.3	13.0	26.7	12.5	13.8
	45—59	55.3	54.8	64.5	49.7	47.3	55.0
	60+	65.7	51.3	66.4	43.5	47.4	56.7
	小计	43.5	47.3	59.3	42.8	32.2	45.6
男女合计	18—44	15.5	19.6	16.4	25.3	16.8	17.2
	45—59	55.0	51.3	61.1	56.8	43.5	52.8
	60+	59.2	54.0	65.1	47.0	45.2	56.0
	小计	40.7	45.2	53.2	46.1	31.8	43.2

不同职业人群中,离退休人员高血压知晓率最高,达到 72.0%,家务人员其次,为 59.2%,专业技术人员最低,为 31.2%(表 8-5)。

不同文化程度人群中,小学及以下、初高中、大专及以上文化程度人群的高血压知晓率分别为 48.0%、39.3% 和 28.7%,高血压患病知晓率随文化程度升高而逐渐下降(表 8-5)。

表 8-5　2013 年江苏省不同职业、文化程度、区域城乡居民高血压知晓率(%)

分类		城乡		区域			合计
		城市	农村	苏南	苏中	苏北	
职业	农民	30.1	43.6	48.3	47.4	31.5	38.6
	工人	45.4	40.1	47.5	25.1	36.9	43.0
	商业服务业人员	29.5	44.6	42.7	51.8	29.9	36.6
	专业技术人员	32.8	28.0	36.5	57.5	18.1	31.2
	离退休人员	72.5	70.6	74.2	41.7	54.2	72.0
	家务人员	60.8	58.0	65.7	47.6	50.8	59.2
	其他劳动者	22.0	42.7	44.5	38.2	23.3	35.6
文化程度	小学及以下	46.4	48.8	58.5	45.3	39.7	48.0
	初高中	37.0	41.9	53.1	48.6	23.0	39.3
	大专及以上	34.9	15.4	29.8	36.1	22.8	28.7

五、高血压治疗情况

江苏省 18 岁及以上高血压患者中药物治疗率为 35.0%,女性高于男性,分别为 38.9% 和 31.9%;农村、城市分别为 36.3% 和 33.5%;按区域划分,苏南、苏中、苏北依次降低,分别为 48.1%、37.6% 和 20.7%。无论男女、城乡,高血压治疗率均随年龄增长而上升(表 8-6)。

表 8-6　2013 年江苏省不同性别、年龄、区域城乡居民高血压治疗率(%)

性别	年龄组(岁)	城乡		区域			合计
		城市	农村	苏南	苏中	苏北	
男性	18—44	11.4	9.8	11.2	19.8	9.7	10.7
	45—59	48.0	30.4	52.6	37.2	22.7	38.0
	60+	55.6	51.1	65.3	42.8	37.9	52.7
	小计	32.0	31.9	43.1	37.8	19.3	31.9

（续表）

性别	年龄组 （岁）	城乡		区域			合计
		城市	农村	苏南	苏中	苏北	
女性	18—44	4.6	18.7	8.3	17.8	8.6	9.5
	45—59	45.9	41.4	58.7	38.2	29.6	43.1
	60+	57.1	47.5	62.1	41.4	33.1	50.8
	小计	35.5	41.4	54.6	37.4	22.5	38.9
男女 合计	18—44	9.1	12.3	10.6	18.8	9.4	10.3
	45—59	47.1	35.9	55.4	37.8	26.0	40.5
	60+	56.4	49.2	63.5	42.0	35.7	51.7
	小计	33.5	36.3	48.1	37.6	20.7	35.0

不同职业人群中,离退休人员高血压治疗率最高,达到71.1%,家务人员其次,为50.9%,农民中高血压治疗率最低,为28.9%。在小学及以下、初高中、大专及以上文化程度人群中,高血压治疗率分别为38.9%、32.1%和23.7%。整体而言,高血压治疗率随文化程度升高而下降,但城市和苏北地区除外(表8-7)。

表8-7　2013年江苏省不同职业、文化程度、区域城乡居民高血压治疗率(%)

分类		城乡		区域			合计
		城市	农村	苏南	苏中	苏北	
职业	农民	22.4	33.0	45.3	38.6	19.4	28.9
	工人	30.8	32.7	38.1	26.1	16.2	31.7
	商业服务业人员	30.8	34.7	37.9	52.5	24.9	32.7
	专业技术人员	31.4	21.9	35.2	26.6	16.6	28.0
	离退休人员	71.6	69.8	74.5	19.7	44.8	71.1
	家务人员	47.4	53.1	60.4	39.4	37.0	50.9
	其他劳动者	21.4	32.9	37.4	35.7	14.9	29.2
文化 程度	小学及以下	36.1	40.3	54.3	39.6	26.0	38.9
	初高中	31.7	32.6	47.4	34.9	14.0	32.1
	大专及以上	33.0	8.1	24.4	13.6	22.9	23.7

六、高血压控制情况

江苏省18岁及以上高血压患病人群中血压控制率为12.8%,男性、女性分别为11.3%和14.6%,城市、农村分别为13.5%和12.1%;按区域划分,苏南、苏中、苏北依次降低,分别为19.3%、13.5%和5.8%。无论男性还是女性,高血压控制率均随年龄增长而上升(表8-8)。

表 8-8　2013 年江苏省不同性别、年龄、区域城乡居民高血压控制率(%)

性别	年龄组(岁)	城乡		区域			合计
		城市	农村	苏南	苏中	苏北	
男性	18—44	5.8	4.1	5.4	14.4	4.2	5.1
	45—59	19.6	8.3	19.8	18.4	5.2	13.1
	60+	24.1	13.6	24.7	10.3	9.5	17.3
	小计	14.0	9.0	16.6	12.7	5.6	11.3
女性	18—44	0.3	14.2	7.8	8.4	3.8	5.1
	45—59	17.7	10.5	19.8	13.3	7.0	13.3
	60+	21.4	20.1	27.7	15.6	8.2	20.5
	小计	13.0	15.7	22.7	14.0	6.1	14.6
男女合计	18—44	3.9	6.9	5.9	11.4	4.1	5.1
	45—59	18.7	9.4	19.8	15.3	6.1	13.2
	60+	22.7	17.0	26.4	13.2	8.9	19.0
	小计	13.5	12.1	19.3	13.5	5.8	12.8

　　不同职业人群中,以离退休人员高血压控制率最高,为 27.9%,其他劳动者最低,为 8.3%。苏中地区专业技术人员高血压控制率最高,为 34.2%。除城市和苏北地区外,其他地区高血压控制率均随文化程度升高而下降(表 8-9)。

表 8-9　2013 年江苏省不同职业、文化程度、区域城乡居民高血压控制率(%)

分类		城乡		区域			合计
		城市	农村	苏南	苏中	苏北	
职业	农民	8.9	11.8	20.7	13.1	6.2	10.7
	工人	11.6	13.5	15.4	3.2	7.6	12.5
	商业服务业人员	17.6	14.8	19.6	34.2	10.2	16.2
	专业技术人员	13.5	6.7	16.3	22.4	1.1	11.1
	离退休人员	30.7	20.4	29.4	3.7	16.8	27.9
	家务人员	13.5	17.0	21.7	9.2	6.4	15.6
	其他劳动者	9.7	7.6	11.2	22.3	1.3	8.3
文化程度	小学及以下	13.3	13.6	21.0	14.8	7.0	13.5
	初高中	13.5	10.9	19.8	11.2	4.2	12.3
	大专及以上	14.6	0.0	9.4	8.5	8.3	9.1

　　在近两周内服用降压药物的高血压患者中,高血压治疗后控制率为 36.4%,其中男性为 35.4%,女性为 37.5%,城市为 40.5%,农村为 33.4%,苏南、苏中、苏北依次为 40.1%、35.8%和 28.0%。男性人群中,高血压治疗后控制率随年龄增长而下降;女性人群中,18—

44 岁组高血压治疗后控制率最高(54.3%),60 岁及以上组治疗后控制率高于 45—59 岁组(分别为 40.4%和 30.8%)(表 8-10)。

表 8-10   2013 年江苏省不同性别、年龄、区域城乡居民高血压治疗后控制率(%)

性别	年龄组（岁）	城乡		区域			合计
		城市	农村	苏南	苏中	苏北	
男性	18—44	51.1	42.2	48.1	72.8	43.3	47.7
	45—59	40.8	27.2	37.6	49.6	23.0	34.6
	60+	43.4	26.6	37.9	24.0	25.1	32.9
	小计	43.6	28.2	38.6	33.8	28.9	35.4
女性	18—44	7.1	76.1	94.8	47.4	43.6	54.3
	45—59	38.6	25.3	33.7	34.7	23.7	30.8
	60+	37.5	42.2	44.7	37.7	24.6	40.4
	小计	36.6	38.1	41.5	37.5	26.9	37.5
男女合计	18—44	43.5	56.5	55.8	60.6	43.4	49.6
	45—59	39.8	26.1	35.7	40.3	23.4	32.6
	60+	40.3	34.6	41.5	31.5	24.9	36.8
	小计	40.5	33.4	40.1	35.8	28.0	36.4

不同职业人群中,以商业服务业人员高血压治疗后控制率为最高(49.5%),以其他劳动者为最低(28.4%),其他职业人群高血压治疗后控制率从高到低依次为专业技术人员(39.6%)、工人(39.4%)、离退休人员(39.3%)、农民(37.0%)和家务人员(30.7%)。

表 8-11   2013 年江苏省不同职业、文化程度、区域城乡居民高血压治疗后控制率(%)

分类		城乡		区域			合计
		城市	农村	苏南	苏中	苏北	
职业	农民	39.9	35.7	45.8	33.8	31.9	37.0
	工人	37.7	41.2	40.5	12.2	47.2	39.4
	商业服务业人员	57.0	42.7	51.7	65.1	41.2	49.5
	专业技术人员	43.0	30.7	46.4	84.4	6.8	39.6
	离退休人员	42.9	29.3	39.5	18.7	37.5	39.3
	家务人员	28.5	31.9	35.9	23.4	17.4	30.7
	其他劳动者	45.4	23.1	29.8	62.4	8.4	28.4
文化程度	小学及以下	36.9	33.9	38.7	37.4	26.8	34.8
	初高中	42.7	33.4	41.7	32.1	30.1	38.4
	大专及以上	44.2	0.0	38.5	62.1	36.1	38.6

七、高血压管理情况

江苏省 18 岁及以上城乡居民高血压管理率为 67.7%,女性高于男性,分别为 71.2% 和 64.2%;农村高于城市,分别为 69.2% 和 65.8%;按区域划分,苏中地区高血压管理率最高,为 88.4%,苏北最低,仅为 37.3%。城乡和不同区域的高血压管理率均随年龄增长而上升(表 8-11)。

表 8-12　2013 年江苏省不同性别、年龄、区域城乡居民高血压管理率(%)

性别	年龄组 (岁)	城乡		区域			合计
		城市	农村	苏南	苏中	苏北	
男性	18—44	29.2	29.5	47.1	53.8	14.0	29.3
	45—59	70.0	57.1	74.8	57.5	46.7	62.8
	60+	76.3	79.7	84.1	97.2	47.9	78.5
	小计	62.0	65.8	76.0	82.1	37.3	64.2
女性	18—44	44.1	46.7	74.6	78.2	20.0	45.3
	45—59	61.2	63.1	73.2	93.3	38.0	62.3
	60+	79.3	82.4	85.7	97.2	45.8	81.0
	小计	69.6	72.5	81.3	94.2	37.3	71.2
男女 合计	18—44	33.9	36.5	54.9	67.7	16.1	35.0
	45—59	65.8	60.2	74.0	74.8	42.2	62.6
	60+	78.1	81.1	85.0	97.2	46.9	79.9
	小计	65.8	69.2	78.8	88.4	37.3	67.7

不同职业人群中,离退休人员高血压管理率最高,达 82.8%,其他劳动者最低,为 58.0%。在城市和苏北地区,初高中文化程度者高血压管理率最高,在苏南地区,初高中文化程度者高血压管理率则是最低(表 8-12)。

表 8－13 2013 年江苏省不同职业、文化程度、区域城乡居民高血压管理率(%)

分类		城乡		区域			合计
		城市	农村	苏南	苏中	苏北	
职业	农民	53.0	69.6	84.4	91.8	36.1	64.7
	工人	63.7	58.7	69.1	61.9	35.5	61.6
	商业服务业人员	62.9	62.7	77.5	89.9	39.0	62.8
	专业技术人员	67.3	85.6	83.5	66.9	35.4	72.1
	离退休人员	82.5	83.4	84.5	73.9	52.9	82.8
	家务人员	63.6	77.4	83.7	90.3	35.2	71.5
	其他劳动者	67.8	54.9	58.6	82.8	47.0	58.0
文化程度	小学及以下	63.2	72.0	83.3	94.6	36.4	69.0
	初高中	68.4	64.0	74.2	78.6	40.9	66.3
	大专及以上	65.4	57.0	75.0	52.7	13.0	64.4

八、本章小结

江苏省 18 岁及以上城乡居民收缩压、舒张压均值分别为 126.4 mmHg、76.7 mmHg,收缩压、舒张压均为男性高于女性,城市高于农村,苏南、苏北、苏中依次递减。血压水平随文化程度升高呈下降趋势。

江苏省 18 岁及以上城乡居民高血压患病率为 28.9%,男性高于女性,城市高于农村,苏南、苏北、苏中依次递减。高血压患病率总体随年龄增长而上升,随文化程度升高而下降。不同职业人群中,离退休人员高血压患病率最高,专业技术人员最低。

江苏省 18 岁及以上城乡居民高血压知晓率为 43.2%,女性高于男性,农村高于城市,苏南、苏中、苏北依次降低。高血压知晓率均随年龄增长而上升。不同职业人群中,离退休人员高血压知晓率最高,专业技术人员最低。

江苏省 18 岁及以上高血压患者中药物治疗率为 35.0%,女性高于男性,农村高于城市,苏南、苏中、苏北依次降低,分别为 48.1%、37.6%和 20.7%。不同职业人群中,离退休人员高血压治疗率最高(71.1%),农民最低(28.9%)。整体而言,高血压治疗率随年龄增长而上升,随文化程度升高而下降。

　　江苏省 18 岁及以上高血压患者中高血压控制率为 12.8%,女性高于男性,城市高于农村,苏南、苏中、苏北依次降低。不同职业人群中,以离退休人员高血压控制率最高(27.9%),其他劳动者最低(8.3%),苏中地区专业技术人员高血压控制率最高(34.2%)。整体而言,高血压控制率均随年龄增长而上升,随文化程度升高而下降。

　　在近两周内服用降压药物的高血压患者中,高血压治疗后控制率为 36.4%,女性高于男性,城市高于农村,苏南、苏中、苏北依次降低。不同职业人群中,以商业服务业人员高血压治疗后控制率为最高(49.5%),以其他劳动者为最低(28.4%)。

　　江苏省 18 岁及以上已知高血压患者中管理率为 67.7%,女性高于男性,农村高于城市,苏中、苏南、苏北依次降低。高血压管理率随年龄增长而上升。不同职业人群中,离退休人员高血压管理率最高,其他劳动者最低。

第九章

血糖情况

Chronic Diease

and Risk

Factor

Surveillance

Report

in

Jiangsu

一、相关指标定义

血糖平均水平:有效分析人群中空腹血糖与餐后 2 小时血糖的平均水平。

血糖知晓率:知晓自己现在血糖水平者占有效分析人数的比例。

空腹血糖受损率:调查时未被乡镇(社区)级或以上医院确诊为糖尿病患者,并且6.1 mmol/L≤空腹血糖<7.0 mmol/L 和餐后 2 小时血糖<7.8 mmol/L者占有效分析人数的比例。

糖耐量减低率:调查时未被乡镇(社区)级或以上医院确诊为糖尿病患者,并且空腹血糖<7.0 mmol/L 和 7.8 mmol/L≤餐后 2 小时血糖<11.1 mmol/L者占有效分析人数的比例。

糖尿病患病率:调查时已被乡镇(社区)级或以上医院确诊为糖尿病患者,或者空腹血糖≥7.0 mmol/L 和(或)餐后 2 小时血糖≥11.1 mmol/L 者占有效分析人群的比例。

糖尿病知晓率:调查时已明确被乡镇(社区)级或以上医院诊断的糖尿病患者占总糖尿病患者的比例。

糖尿病健康管理率:调查时已明确被乡镇(社区)级或以上医院诊断为糖尿病的患者中,参加了基层医疗卫生机构提供的糖尿病随访管理的比例。

糖尿病治疗率:采取治疗措施[包括生活方式干预和(或)药物治疗]控制血糖者占总糖尿病患者的比例。

糖尿病药物治疗率:采取药物治疗措施(包括口服降糖药或注射胰岛素)控制血糖者占总糖尿病患者的比例。

糖尿病控制率:调查时空腹血糖控制在 7.0 mmol/L 及以下的糖尿病患者占总糖尿病患者的比例。

糖尿病药物治疗后控制率:采取药物治疗措施(包括口服降糖药或注射胰岛素)控制血糖,并且调查时空腹血糖控制在 7.0 mmol/L 及以下的患者占糖尿病药物治疗者的比例。

二、血糖平均水平

2013 年,江苏省 18 岁及以上城乡居民空腹血糖平均水平为 5.45 mmol/L。男性高于女性,分别为5.55 mmol/L、5.36 mmol/L;城市高于农村,分别为5.52 mmol/L、5.40 mmol/L;苏南高于苏中和苏北,分别为 5.56 mmol/L、5.41 mmol/L、5.36 mmol/L。不同性别和区域的城乡居民空腹血糖平均水平基本上随年龄增长呈持续上升趋势(苏中例外)(表 9-1、图 9-1)。

表 9-1 2013 年江苏省不同性别、年龄、区域城乡居民空腹血糖平均水平(mmol/L)

性别	年龄组（岁）	城乡		区域			合计
		城市	农村	苏南	苏中	苏北	
男性	18—44	5.36	5.38	5.44	5.38	5.31	5.37
	45—59	5.96	5.56	5.71	5.84	5.65	5.70
	60+	6.12	5.80	6.01	5.76	5.85	5.90
	小计	5.62	5.51	5.63	5.61	5.46	5.55
女性	18—44	5.19	5.11	5.15	5.17	5.13	5.14
	45—59	5.73	5.62	5.75	5.47	5.65	5.66
	60+	6.09	5.68	6.04	5.49	5.76	5.82
	小计	5.44	5.32	5.50	5.30	5.28	5.36
男女合计	18—44	5.26	5.22	5.29	5.24	5.20	5.24
	45—59	5.85	5.59	5.73	5.62	5.65	5.68
	60+	6.10	5.74	6.03	5.60	5.81	5.86
	小计	5.52	5.40	5.56	5.41	5.36	5.45

2013 年，江苏省 18 岁及以上城乡居民餐后 2 小时血糖平均水平为 6.14 mmol/L，男性为 6.11 mmol/L、女性为 6.17 mmol/L；城市低于农村，分别为 6.00 mmol/L、6.22 mmol/L；苏中高于苏南和苏北，分别为 6.34 mmol/L、6.16 mmol/L、6.05 mmol/L。不同性别和区域的城乡居民餐后 2 小时血糖水平均随年龄增长呈上升趋势(表 9-2、图 9-1)。

表 9-2 2013 年江苏省不同性别、年龄、区域城乡居民餐后 2 小时血糖水平(mmol/L)

性别	年龄组（岁）	城乡		区域			合计
		城市	农村	苏南	苏中	苏北	
男性	18—44	5.71	5.81	5.73	5.60	5.83	5.77
	45—59	6.34	6.06	5.93	6.71	6.24	6.16
	60+	6.97	7.13	7.17	7.16	6.90	7.08
	小计	6.05	6.14	6.07	6.34	6.07	6.11
女性	18—44	5.62	5.95	5.79	5.86	5.84	5.83
	45—59	6.05	6.65	6.51	6.62	6.32	6.45
	60+	7.37	7.09	7.23	7.19	7.07	7.18
	小计	5.96	6.29	6.25	6.34	6.04	6.17
男女合计	18—44	5.66	5.89	5.76	5.78	5.84	5.80
	45—59	6.20	6.35	6.20	6.66	6.28	6.30
	60+	7.18	7.11	7.20	7.18	6.98	7.13
	小计	6.00	6.22	6.16	6.34	6.05	6.14

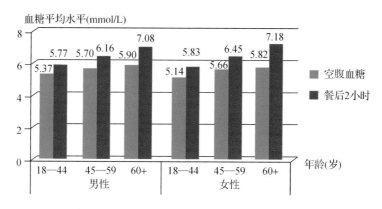

图 9 - 1　2013 年江苏省不同性别、年龄居民空腹和餐后 2 小时血糖平均水平

三、血糖知晓情况

2013 年,江苏省 18 岁及以上城乡居民血糖知晓率为 40.0%。男性低于女性,分别为 38.3%、41.4%;城市高于农村,分别为 44.8%、37.1%;苏南高于苏中和苏北,分别为 53.6%、51.3%、23.7%。不同性别和区域的城乡居民血糖知晓率均随年龄增长呈持续上升趋势;无论男性、女性,各年龄组城市居民血糖知晓率均高于农村居民(表 9 - 3、图 9 - 2)。

表 9 - 3　2013 年江苏省不同性别、年龄、区域城乡居民血糖知晓率(%)

性别	年龄组（岁）	城乡		区域			合计
		城市	农村	苏南	苏中	苏北	
男性	18—44	35.2	26.0	40.5	45.0	18.1	29.8
	45—59	52.6	37.4	61.7	38.7	23.4	42.8
	60＋	63.0	54.1	67.2	78.0	26.5	57.0
	小计	43.9	34.9	51.7	55.0	20.4	38.3
女性	18—44	34.9	31.6	44.9	30.6	26.1	32.9
	45—59	58.1	39.0	63.3	47.1	27.1	45.6
	60＋	73.7	62.1	71.1	89.3	27.5	66.1
	小计	45.6	38.9	55.2	49.1	26.4	41.4
男女合计	18—44	35.0	29.3	42.9	35.2	22.8	31.6
	45—59	55.3	38.2	62.4	43.7	25.2	44.2
	60＋	68.8	58.4	69.4	84.5	26.9	61.9
	小计	44.8	37.1	53.6	51.3	23.7	40.0

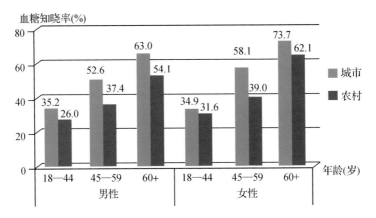

图 9‑2 2013 年江苏省不同性别、年龄城乡居民血糖知晓率

四、糖尿病患病情况

2013 年,江苏省 18 岁及以上城乡居民糖尿病患病率为 8.9%。男性高于女性,分别为 9.8%、8.2%;城市高于农村,分别为 11.4%、7.4%;苏南高于苏中和苏北,分别为 10.3%、8.0%、8.0%。不同性别和区域的城乡居民糖尿病患病率均随年龄增长呈持续上升趋势;无论男性、女性,各年龄组城市居民糖尿病患病率均高于农村居民(表 9‑4、图 9‑3)。

表 9‑4 2013 年江苏省不同性别、年龄、区域城乡居民糖尿病患病率(%)

性别	年龄组（岁）	城乡		区域			合计
		城市	农村	苏南	苏中	苏北	
男性	18—44	7.2	3.6	5.5	2.2	5.4	5.1
	45—59	17.5	8.8	11.1	16.4	11.5	11.9
	60+	22.3	19.9	22.5	18.9	19.3	20.7
	小计	12.1	8.4	10.6	10.8	8.7	9.8
女性	18—44	5.5	3.3	2.4	2.7	5.7	4.1
	45—59	13.8	9.5	12.1	11.0	9.8	10.9
	60+	28.3	14.8	25.3	11.1	16.8	19.4
	小计	10.9	6.7	10.1	6.4	7.5	8.2
男女合计	18—44	6.3	3.4	3.9	2.6	5.6	4.5
	45—59	15.7	9.1	11.6	13.2	10.6	11.4
	60+	25.5	17.1	24.1	14.4	18.2	20.0
	小计	11.4	7.4	10.3	8.0	8.0	8.9

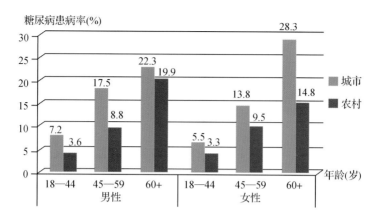

图 9-3 2013 年江苏省不同性别、年龄城乡居民糖尿病患病率

2013 年,江苏省 18 岁及以上城乡居民空腹血糖受损率为 4.0%。男性高于女性,分别为 5.0%、3.2%;城市高于农村,分别为 5.3%、3.2%;苏北高于苏南和苏中,分别为 4.3%、4.1%、2.9%。城乡男性居民空腹血糖受损率均随年龄增长呈持续上升趋势;无论男性、女性,各年龄组城市居民空腹血糖受损率均高于农村居民(表 9-5、图 9-4)。

表 9-5 2013 年江苏省不同性别、年龄、区域城乡居民空腹血糖受损率(%)

性别	年龄组 (岁)	城乡		区域			合计
		城市	农村	苏南	苏中	苏北	
男性	18—44	5.4	3.1	4.5	4.4	3.6	4.0
	45—59	6.3	5.4	5.5	5.6	6.1	5.7
	60+	9.0	5.8	9.8	2.5	5.8	6.8
	小计	6.2	4.2	5.9	4.0	4.5	5.0
女性	18—44	4.4	1.7	1.8	1.8	3.5	2.7
	45—59	5.5	4.5	4.0	3.0	6.6	4.9
	60+	4.5	2.6	2.7	2.8	5.1	3.3
	小计	4.6	2.4	2.5	2.3	4.2	3.2
男女 合计	18—44	4.8	2.2	3.1	2.6	3.6	3.2
	45—59	6.0	5.0	4.8	4.0	6.3	5.3
	60+	6.5	4.1	5.8	2.7	5.1	4.9
	小计	5.3	3.2	4.1	2.9	4.3	4.0

2013 年,江苏省 18 岁及以上城乡居民糖耐量减低率为 8.5%。男性高于女性,分别为 8.7%、8.4%;城市低于农村,分别为 7.5%、9.2%;苏南高于苏中和苏北,分别为 9.5%、8.9%、7.6%。城乡男性居民糖耐量减低率均随年龄增长呈持续上升趋势,且各年龄组(除 18—44 岁外)农村居民糖耐量减低率均高于城市居民(表 9-6、图 9-4)。

表 9－6　2013 年江苏省不同性别、年龄、区域城乡居民糖耐量减低率(%)

性别	年龄组(岁)	城乡		区域			合计
		城市	农村	苏南	苏中	苏北	
男性	18—44	5.7	5.8	5.6	5.1	5.9	5.7
	45—59	10.0	12.5	8.9	11.0	14.8	11.6
	60＋	11.3	14.7	14.8	13.5	11.8	13.6
	小计	7.6	9.4	8.5	9.2	8.7	8.7
女性	18—44	4.3	3.5	5.4	2.4	3.2	3.8
	45—59	7.5	14.5	12.1	11.1	12.5	12.1
	60＋	19.0	21.3	19.9	20.7	21.4	20.5
	小计	7.4	9.0	10.4	8.8	6.6	8.4
男女合计	18—44	4.9	4.4	5.5	3.3	4.3	4.6
	45—59	8.8	13.5	10.4	11.0	13.7	11.9
	60＋	15.5	18.2	17.7	17.6	16.3	17.3
	小计	7.5	9.2	9.5	8.9	7.6	8.5

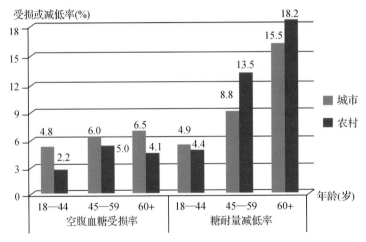

图 9－4　2013 年江苏省不同年龄男性城乡居民空腹血糖受损率和糖耐量减低率

五、糖尿病知晓情况

2013 年,江苏省 18 岁及以上城乡居民糖尿病知晓率为 41.3%。男性低于女性,分别为 38.7%、43.7%;城市高于农村,分别为 46.8%、36.2%;不同区域居民糖尿病知晓率差异较大,苏南最高(57.6%),苏北最低(24.4%),苏中为 36.5%。不同性别和区域各年龄组城乡居民糖尿病知晓率差别较大(表 9－7、图 9－5)。

表 9–7　2013 年江苏省不同性别、年龄、区域城乡居民糖尿病知晓率(%)

性别	年龄组（岁）	城乡		区域			合计
		城市	农村	苏南	苏中	苏北	
男性	18—44	35.1	21.6	39.6	59.0	18.8	29.4
	45—59	37.3	53.2	60.5	41.8	29.7	44.9
	60＋	46.1	38.0	50.9	34.3	29.1	41.0
	小计	39.3	38.1	50.4	38.9	25.2	38.7
女性	18—44	31.6	10.5	42.9	35.4	13.2	21.3
	45—59	65.0	34.4	60.2	27.2	41.6	47.6
	60＋	64.4	50.9	70.6	38.0	31.4	57.6
	小计	53.6	34.3	64.4	34.2	23.7	43.7
男女合计	18—44	33.3	15.3	40.7	41.8	15.5	25.1
	45—59	49.1	43.4	60.4	34.6	35.1	46.2
	60＋	57.1	44.0	62.5	36.0	30.1	49.7
	小计	46.8	36.2	57.6	36.5	24.4	41.3

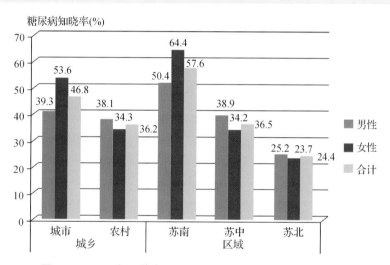

图 9–5　2013 年江苏省不同性别区域城乡居民糖尿病知晓率

六、糖尿病管理情况

2013 年,江苏省 18 岁及以上城乡居民糖尿病健康管理率为 69.3%,其中男性为 67.4%,女性为 70.7%;城市为 69.5%,农村为 69.0%;苏北最低(23.4%),且与苏南和苏中有较大差距,苏南和苏中差别不大,分别为 82.1%、81.1%。不同性别和区域各年龄组城乡居民糖尿病管理率存在差别较大(表 9–8)。

表 9-8　2013 年江苏省不同性别、年龄、区域城乡居民糖尿病管理率(%)

性别	年龄组(岁)	城乡		区域			合计
		城市	农村	苏南	苏中	苏北	
男性	18—44	40.7	40.7	75.9	6.1	0.0	40.7
	45—59	82.2	53.9	84.0	55.8	26.5	67.3
	60+	76.3	84.9	94.3	99.6	27.7	80.7
	小计	66.2	68.7	86.7	71.7	18.4	67.4
女性	18—44	50.9	82.3	93.5	90.1	6.0	58.2
	45—59	63.8	62.3	75.4	81.1	36.4	63.2
	60+	82.3	70.8	79.2	96.5	34.8	77.3
	小计	71.7	69.2	79.4	91.3	27.7	70.7
男女合计	18—44	45.3	62.3	82.6	58.1	3.0	48.9
	45—59	71.2	58.1	79.4	65.6	33.3	65.0
	60+	80.4	76.3	83.2	98.1	30.7	78.5
	小计	69.5	69.0	82.1	81.1	23.4	69.3

七、糖尿病治疗情况

2013 年,江苏省 18 岁及以上城乡居民糖尿病治疗率为 37.1%,其中男性为 34.6%,女性为 39.4%,男性低于女性;城市和农村糖尿病治疗率分别为 44.4% 和 30.3%,城市高于农村;苏南、苏中、苏北地区糖尿病治疗率依次下降,分别为 51.3%、35.8%、21.3%。不同性别和区域各年龄组城乡居民糖尿病治疗率差别较大(表 9-9)。

表 9-9　2013 年江苏省不同性别、年龄、区域城乡居民糖尿病治疗率(%)

性别	年龄组(岁)	城乡		区域			合计
		城市	农村	苏南	苏中	苏北	
男性	18—44	34.4	21.6	39.0	59.0	18.6	29.0
	45—59	37.1	47.0	60.5	41.0	22.5	41.8
	60+	44.6	27.6	37.1	33.4	28.1	33.7
	小计	38.5	31.2	44.0	38.1	22.7	34.6
女性	18—44	29.3	10.5	42.9	35.4	11.6	20.2
	45—59	64.2	26.8	51.4	26.0	40.6	42.9
	60+	57.9	44.6	64.3	37.4	20.2	51.2
	小计	49.8	29.5	58.3	33.6	20.1	39.4

（续表）

性别	年龄组（岁）	城乡		区域			合计
		城市	农村	苏南	苏中	苏北	
男女合计	18—44	31.9	15.3	40.3	41.8	14.4	24.3
	45—59	48.7	36.5	56.0	33.6	30.6	42.3
	60+	52.6	35.4	53.1	35.2	24.7	42.8
	小计	44.4	30.3	51.3	35.8	21.3	37.1

2013 年,江苏省 18 岁及以上城乡居民糖尿病药物治疗率为 34.6%。男性低于女性,分别为 31.3%、37.7%;城市高于农村,分别为 40.7%、28.9%;苏南、苏中、苏北地区糖尿病药物治疗率依次下降,分别为 48.6%、32.0%、19.6%。不同性别和区域各年龄组城乡居民糖尿病药物治疗率差别较大(表 9-10)。

表 9-10 2013 年江苏省不同性别、年龄、区域城乡居民糖尿病药物治疗率(%)

性别	年龄组（岁）	城乡		区域			合计
		城市	农村	苏南	苏中	苏北	
男性	18—44	24.3	21.6	34.7	59.0	10.9	23.2
	45—59	36.1	41.7	59.3	25.7	22.5	38.8
	60+	41.0	26.9	34.9	32.6	26.5	32.0
	小计	33.4	29.5	41.5	32.9	19.2	31.3
女性	18—44	28.7	10.5	42.9	32.8	11.6	19.9
	45—59	57.2	25.5	45.6	20.9	39.9	39.2
	60+	56.5	42.8	61.9	37.0	20.2	49.6
	小计	47.4	28.4	55.4	31.2	19.9	37.7
男女合计	18—44	26.5	15.3	37.5	39.9	11.3	21.4
	45—59	45.1	33.3	52.6	23.3	30.4	39.0
	60+	50.3	34.2	50.8	34.6	23.8	41.2
	小计	40.7	28.9	48.6	32.0	19.6	34.6

八、糖尿病控制情况

2013 年,江苏省 18 岁及以上城乡居民糖尿病控制率为 37.2%,其中男性(33.2%)低于女性(41.0%);城市和农村分别为 30.5% 和 43.3%,城市低于农村;不同区域居民糖尿病控制率差别较大,苏中地区糖尿病控制率(49.1%)高于苏南(35.0%)和苏北(35.1%)地区。不同性别和区域各年龄组城乡居民糖尿病控制率差别较大(表 9-11)。

表 9‑11　2013 年江苏省不同性别、年龄、区域城乡居民糖尿病控制率(%)

性别	年龄组 (岁)	城乡		区域			合计
		城市	农村	苏南	苏中	苏北	
男性	18—44	31.2	31.5	39.2	6.2	27.4	31.3
	45—59	22.5	29.3	25.0	22.9	27.6	25.7
	60＋	31.2	44.3	41.2	55.5	25.0	39.6
	小计	28.4	37.5	36.3	40.9	26.7	33.2
女性	18—44	20.6	73.0	28.2	36.1	52.6	46.1
	45—59	32.9	38.7	40.9	45.4	25.8	36.2
	60＋	40.8	39.1	32.1	75.6	37.1	39.9
	小计	32.4	49.1	33.8	57.2	43.1	41.0
男女 合计	18—44	25.9	55.0	35.5	28.0	42.4	39.2
	45—59	26.9	34.2	32.9	34.0	26.8	30.7
	60＋	37.0	41.9	35.8	64.4	30.1	39.8
	小计	30.5	43.3	35.0	49.1	35.1	37.2

2013 年,江苏省 18 岁及以上城乡居民糖尿病药物治疗后控制率为 31.3%。男性高于女性,分别为 33.0%、30.0%;城市和农村居民糖尿病药物治疗后控制率差别不大,分别为 31.4%、31.2%;不同区域居民糖尿病药物治疗后控制率差别较大,苏北最高(42.3%),苏南最低(26.5%),苏中为 35.6%。不同性别和区域各年龄组城乡居民糖尿病药物治疗后控制率差别较大(表 9‑12)。

表 9‑12　2013 年江苏省不同性别、年龄、区域城乡居民糖尿病药物治疗后控制率(%)

性别	年龄组 (岁)	城乡		区域			合计
		城市	农村	苏南	苏中	苏北	
男性	18—44	43.3	0.0	19.5	0.0	56.3	26.4
	45—59	17.0	35.5	24.3	4.7	42.8	26.5
	60＋	22.7	57.9	36.5	51.3	44.4	41.7
	小计	26.2	39.9	27.9	31.7	46.5	33.0
女性	18—44	27.6	42.7	12.8	27.9	51.9	31.5
	45—59	29.9	24.2	28.7	13.9	30.1	27.8
	60＋	39.8	18.1	26.3	54.4	36.3	30.5
	小计	34.7	22.3	25.5	39.7	38.5	30.0
男女 合计	18—44	34.9	16.6	16.9	16.8	53.6	28.9
	45—59	24.0	31.0	26.1	8.8	35.3	27.1
	60＋	34.3	35.0	29.2	52.8	41.5	34.6
	小计	31.4	31.2	26.5	35.6	42.3	31.3

九、本章小结

2013 年,江苏省 18 岁及以上城乡居民空腹血糖和餐后 2 小时血糖平均水平分别为 5.45 mmol/L 和 6.14 mmol/L。空腹血糖平均水平男性(5.55 mmol/L)高于女性 (5.36 mmol/L),城市(5.52 mmol/L)高于农村(5.40 mmol/L);但餐后 2 小时血糖平均水平为男性(6.11 mmol/L)低于女性(6.17 mmol/L),城市(6.00 mmol/L)低于农村 (6.22 mmol/L)。不同性别和区域的城乡居民空腹血糖和餐后 2 小时血糖平均水平均随年龄增长呈上升趋势。

2013 年,江苏省 18 岁及以上城乡居民血糖知晓率为 40.0%。男性(38.3%)低于女性 (41.4%),城市(44.8%)高于农村(37.1%),苏南(53.6%)高于苏中(51.3%)和苏北 (23.7%)。不同性别和区域的城乡居民血糖知晓率均随年龄增长呈持续上升趋势。

2013 年,江苏省 18 岁及以上城乡居民糖尿病患病率为 8.9%。男性(9.8%)高于女性 (8.2%),城市(11.4%)高于农村(7.4%),苏南(10.3%)高于苏中(8.0%)和苏北(8.0%)。不同性别和区域的城乡居民糖尿病患病率均随年龄增长呈持续上升趋势。

2013 年,江苏省 18 岁及以上城乡居民空腹血糖受损率为 4.0%,糖耐量减低率为 8.5%。空腹血糖受损率和糖耐量减低率均为男性(5.0%、8.7%)高于女性(3.2%、8.4%),空腹血糖受损率为城市(5.3%)高于农村(3.2%),糖耐量减低率为城市(7.5%)低于农村 (9.2%)。

2013 年,江苏省 18 岁及以上城乡居民糖尿病知晓率为 41.3%,男性(38.7%)低于女性 (43.7%),城市(46.8%)高于农村(36.2%),苏南(57.6%)显著高于苏中(36.5%)和苏北 (24.4%)。

2013 年,江苏省 18 岁及以上城乡居民糖尿病健康管理率为 69.3%。男性(67.4%)低于女性(70.7%),城市(69.5%)略高于农村(69.0%),苏北(23.4%)显著低于苏南(82.1%) 和苏中(81.1%)。

2013 年,江苏省 18 岁及以上城乡居民糖尿病治疗率为 37.1%。男性(34.6%)低于女性(39.4%),城市(44.4%)高于农村(30.3%),苏南(51.3%)、苏中(35.8%)、苏北(21.3%) 地区糖尿病治疗率依次下降。

2013 年,江苏省 18 岁及以上城乡居民糖尿病药物治疗率为 34.6%。男性(31.3%)低于女性(37.7%),城市(40.7%)高于农村(28.9%),苏南(48.6%)、苏中(32.0%)、苏北(19.6%)地区糖尿病药物治疗率依次下降。

2013年,江苏省18岁及以上居民糖尿病控制率为37.2%。男性(33.2%)低于女性(41.0%),城市(30.5%)低于农村(43.3%),苏中(49.1%)糖尿病控制率显著高于苏南(35.0%)和苏北(35.1%)。

2013年,江苏省18岁及以上城乡居民糖尿病药物治疗后控制率为31.3%。男性(33.0%)高于女性(30.0%),城市(31.4%)和农村(31.2%)居民糖尿病药物治疗后控制率差别不大,苏北(42.3%)显著高于苏南(26.5%)和苏中(35.6%)。

第十章

血脂情况

Chronic Diease

and Risk

Factor

Surveillance

Report

in

Jiangsu

一、相关指标定义

总胆固醇升高:总胆固醇(Total Cholesterol,TC)≥6.22 mmol/L。

甘油三酯升高:甘油三酯(Triglyceride,TG)≥2.26 mmol/L。

低密度脂蛋白胆固醇升高:低密度脂蛋白胆固醇(Low Density Lipoprotein Cholesterol,LDL-C)≥4.14 mmol/L。

高密度脂蛋白胆固醇降低:高密度脂蛋白胆固醇(High Density Lipoprotein Cholesterol,HDL-C)<1.04 mmol/L。

血脂异常:指已经被乡镇(社区)级或以上医院诊断为血脂异常,或者调查时血浆或血清中总胆固醇、甘油三酯、低密度脂蛋白胆固醇水平升高和(或)高密度脂蛋白胆固醇水平降低。

血脂异常知晓率:已明确被乡镇(社区)级或以上医院诊断的血脂异常患者占全部血脂异常患者的比例。

血脂异常治疗率:采取措施(包括生活方式干预和药物治疗)控制血脂者占血脂异常患者的比例。

血脂异常控制率:目前血脂指标正常的血脂异常患者占全部血脂异常患者的比例。

二、总胆固醇水平

江苏省18岁及以上城乡居民总胆固醇水平平均为4.57 mmol/L。其中,城市高于农村,分别为4.62 mmol/L和4.55 mmol/L;男性高于女性,分别为4.59 mmol/L和4.56 mmol/L(表10-1、图10-1)。不同职业人群中,离退休人员的总胆固醇、低密度脂蛋白胆固醇水平明显高于其他职业人群,分别为4.86 mmol/L、2.7 mmol/L;不同文化程度人群间血脂水平无明显差异。

表 10‐1　2013 年江苏省不同性别、年龄、区域城乡居民总胆固醇平均水平(mmol/L)

性别	年龄组（岁）	城乡		区域			合计
		城市	农村	苏南	苏中	苏北	
男性	18—44	4.52	4.48	4.51	4.53	4.47	4.49
	45—59	4.87	4.63	4.70	4.70	4.75	4.72
	60＋	4.80	4.68	4.68	4.71	4.79	4.72
	小计	4.64	4.56	4.59	4.63	4.58	4.59
女性	18—44	4.44	4.30	4.25	4.31	4.43	4.35
	45—59	4.79	4.86	4.86	4.86	4.81	4.84
	60＋	5.00	4.98	4.98	4.95	5.03	4.98
	小计	4.59	4.54	4.56	4.57	4.55	4.56
男女合计	18—44	4.47	4.37	4.37	4.38	4.44	4.41
	45—59	4.83	4.75	4.78	4.79	4.77	4.78
	60＋	4.91	4.84	4.85	4.85	4.90	4.86
	小计	4.62	4.55	4.58	4.59	4.56	4.57

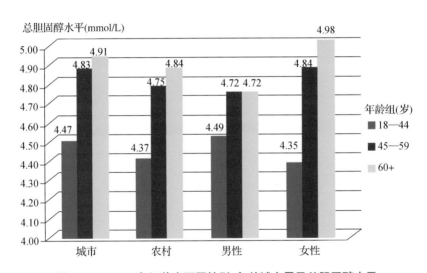

图 10‐1　2013 年江苏省不同性别、年龄城乡居民总胆固醇水平

三、甘油三酯水平

江苏省 18 岁及以上城乡居民甘油三酯水平平均为 1.44 mmol/L。其中,城市和农村分别为 1.42 mmol/L 和 1.45 mmol/L;男性高于女性,分别为 1.57 mmol/L 和 1.33 mmol/L;苏南高于苏中和苏北,分别为 1.56 mmol/L、1.30 mmol/L 和 1.39 mmol/L(见表 10‐2、图 10‐2)。

表 10‑2　2013 年江苏省不同性别、年龄、区域城乡居民甘油三酯平均水平(mmol/L)

性别	年龄组(岁)	城乡		区域			合计
		城市	农村	苏南	苏中	苏北	
男性	18—44	1.54	1.64	1.76	1.55	1.48	1.60
	45—59	1.84	1.55	1.76	1.49	1.59	1.66
	60＋	1.46	1.39	1.57	1.10	1.42	1.41
	小计	1.59	1.56	1.72	1.38	1.50	1.57
女性	18—44	1.15	1.24	1.17	1.20	1.23	1.21
	45—59	1.43	1.56	1.66	1.33	1.46	1.52
	60＋	1.57	1.58	1.75	1.33	1.51	1.58
	小计	1.27	1.37	1.41	1.25	1.30	1.33
男女合计	18—44	1.32	1.40	1.44	1.31	1.34	1.37
	45—59	1.64	1.56	1.71	1.40	1.53	1.59
	60＋	1.52	1.49	1.67	1.23	1.46	1.50
	小计	1.42	1.45	1.56	1.30	1.39	1.44

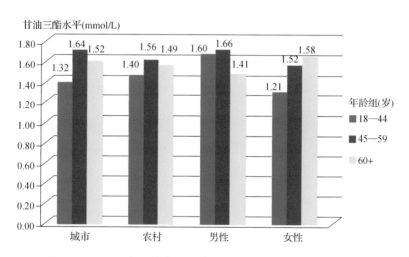

图 10‑2　2013 年江苏省不同性别、年龄城乡居民甘油三酯水平

四、低密度脂蛋白和高密度脂蛋白水平

江苏省 18 岁及以上城乡居民低密度脂蛋白胆固醇水平平均为 2.80 mmol/L。其中,城市略高于农村,分别为 2.84 mmol/L 和 2.77 mmol/L;男性略高于女性,分别为 2.82 mmol/L 和2.78 mmol/L(见表 10‑3、图 10‑3)。

表 10 - 3　2013 年江苏省不同性别、年龄、区域城乡居民低密度脂蛋白胆固醇平均水平(mmol/L)

性别	年龄组(岁)	城乡		区域			合计
		城市	农村	苏南	苏中	苏北	
男性	18—44	2.77	2.75	2.80	2.77	2.72	2.76
	45—59	3.02	2.82	2.88	2.95	2.88	2.89
	60＋	2.98	2.86	2.86	2.91	2.95	2.90
	小计	2.86	2.79	2.83	2.86	2.79	2.82
女性	18—44	2.69	2.58	2.53	2.62	2.68	2.62
	45—59	3.01	2.98	3.02	2.99	2.95	2.99
	60＋	3.16	3.07	3.12	3.00	3.17	3.10
	小计	2.83	2.75	2.78	2.78	2.78	2.78
男女合计	18—44	2.72	2.65	2.65	2.67	2.70	2.68
	45—59	3.01	2.90	2.95	2.98	2.91	2.94
	60＋	3.08	2.97	3.01	2.96	3.05	3.01
	小计	2.84	2.77	2.80	2.81	2.78	2.80

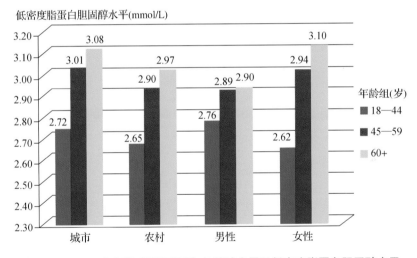

图 10 - 3　2013 年江苏省不同性别、年龄城乡居民低密度脂蛋白胆固醇水平

　　江苏省 18 岁及以上城乡居民高密度脂蛋白胆固醇水平平均为 1.34 mmol/L。其中,城市略高于农村,分别为1.37 mmol/L 和 1.33 mmol/L;男性低于女性,分别为 1.28 mmol/L 和1.39 mmol/L(见表 10 - 4、图 10 - 4)。

表 10‐4　2013 年江苏省不同性别、年龄、区域城乡居民高密度脂蛋白胆固醇平均水平(mmol/L)

性别	年龄组（岁）	城乡		区域			合计
		城市	农村	苏南	苏中	苏北	
男性	18—44	1.30	1.20	1.17	1.25	1.29	1.24
	45—59	1.29	1.30	1.23	1.31	1.37	1.30
	60＋	1.38	1.38	1.32	1.47	1.39	1.38
	小计	1.31	1.26	1.22	1.34	1.32	1.28
女性	18—44	1.45	1.35	1.40	1.34	1.39	1.39
	45—59	1.40	1.41	1.35	1.50	1.41	1.40
	60＋	1.38	1.43	1.33	1.56	1.41	1.41
	小计	1.42	1.37	1.37	1.42	1.40	1.39
男女合计	18—44	1.38	1.29	1.29	1.31	1.35	1.32
	45—59	1.34	1.35	1.29	1.42	1.39	1.35
	60＋	1.38	1.40	1.32	1.52	1.40	1.40
	小计	1.37	1.33	1.30	1.39	1.37	1.34

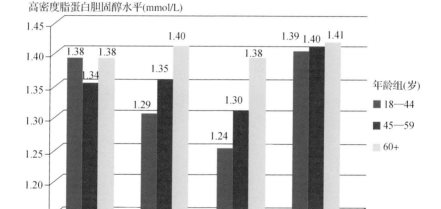

图 10‐4　2013 年江苏省不同性别、年龄城乡居民高密度脂蛋白胆固醇水平

五、血脂异常情况

(一)血脂异常率

江苏省 18 岁及以上城乡居民血脂异常率为 31.5%。其中,农村和城市分别为 31.3% 和 31.8%;男性高于女性,分别为 39.4% 和 25.2%;苏南高于苏中和苏北,分别为 35.3%、

29.1%和29.0%（见表 10-5、图 10-5）。

表 10-5　2013 年江苏省不同性别、年龄、区域城乡居民血脂异常率（%）

性别	年龄组（岁）	城乡		区域			合计
		城市	农村	苏南	苏中	苏北	
男性	18—44	38.0	43.2	45.7	44.2	36.7	41.0
	45—59	49.0	36.8	47.4	39.0	35.0	41.1
	60+	36.7	30.3	37.8	27.0	28.9	32.5
	小计	40.2	38.8	44.5	37.2	35.2	39.4
女性	18—44	18.8	23.0	16.8	25.9	22.7	21.4
	45—59	34.1	28.7	35.6	28.4	26.4	30.6
	60+	38.1	30.0	42.4	18.7	29.0	32.8
	小计	24.8	25.4	27.1	24.4	24.0	25.2
男女合计	18—44	27.2	31.2	30.3	31.7	28.5	29.6
	45—59	41.8	32.7	41.8	32.7	30.8	35.9
	60+	37.5	30.2	40.4	22.2	28.9	32.6
	小计	31.8	31.3	35.3	29.1	29.0	31.5

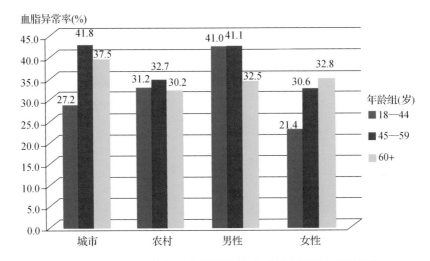

图 10-5　2013 年江苏省不同性别、年龄城乡居民血脂异常率

不同职业人群中，以离退休人员血脂异常率为最高（49.6%）。无论城市还是农村，血脂异常率均随家庭收入水平升高总体呈上升趋势（苏南例外）（见图 10-6）。

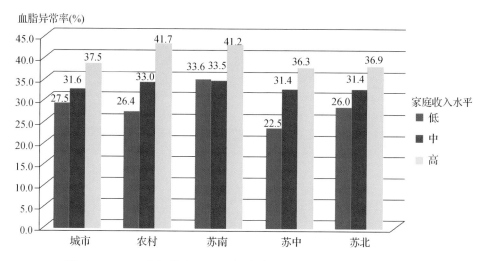

图 10－6　2013 年江苏省不同区域、家庭收入水平城乡居民血脂异常率

（二）血脂异常知晓率

江苏省 18 岁及以上城乡居民血脂异常知晓率为 13.9％。其中,农村和城市分别为 13.4％和 14.8％;男性和女性分别为 13.6％和 14.3％;苏中高于苏南和苏北,分别为 21.0％、18.8％和 6.0％(表 10－6、图 10－7);不同职业人群中,以离退休人员血脂异常知晓率为最高(34.2％)。

表 10－6　2013 年江苏省不同性别、年龄、区域城乡居民血脂异常知晓率(％)

性别	年龄组（岁）	城乡		区域			合计
		城市	农村	苏南	苏中	苏北	
男性	18—44	7.9	13.7	11.1	42.6	3.7	11.5
	45—59	18.5	11.4	15.2	30.7	8.1	14.4
	60＋	29.6	14.2	25.7	12.6	14.5	20.0
	小计	14.2	13.2	14.9	32.6	5.9	13.6
女性	18—44	1.6	12.1	23.8	7.1	2.2	8.6
	45—59	29.2	19.2	26.7	26.0	16.7	23.1
	60＋	29.4	11.4	23.7	7.4	11.3	18.6
	小计	15.6	13.5	24.6	10.9	6.0	14.3
男女合计	18—44	5.5	13.0	14.8	22.8	3.0	10.3
	45—59	22.7	14.8	19.8	28.3	11.7	18.1
	60＋	29.5	12.7	24.5	10.1	13.0	19.2
	小计	14.8	13.4	18.8	21.0	6.0	13.9

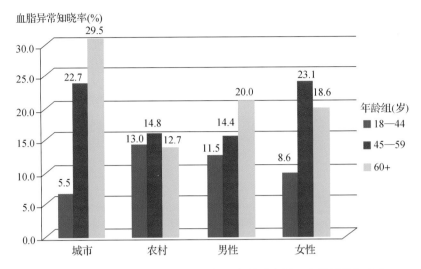

图 10－7　2013 年江苏省不同性别、年龄城乡居民血脂异常知晓率

（三）血脂异常治疗率和控制率

江苏省 18 岁及以上城乡居民血脂异常治疗率为 6.8%。其中,城市高于农村,分别为 7.5% 和 6.4%;女性高于男性,分别为 7.3% 和 6.3%;苏中高于苏南和苏北,分别为 11.3%、7.7% 和 4.1%(见表 10－7、图 10－8);不同职业人群中,以离退休人员血脂异常治疗率为最高(20.8%)。江苏省 18 岁及以上城乡居民血脂异常控制率为 39.4%。

表 10－7　2013 年江苏省不同性别、年龄、区域城乡居民血脂异常治疗率(%)

性别	年龄组（岁）	城乡		区域			合计
		城市	农村	苏南	苏中	苏北	
男性	18—44	1.7	5.3	3.7	12.4	1.9	3.9
	45—59	9.1	5.9	5.7	21.9	4.9	7.2
	60＋	16.8	11.9	16.1	9.9	12.0	13.7
	小计	6.1	6.5	6.5	13.8	3.7	6.3
女性	18—44	1.3	3.7	2.2	7.0	1.6	2.8
	45—59	14.1	10.4	8.6	20.0	12.4	11.8
	60＋	20.0	8.3	16.2	5.1	8.8	12.9
	小计	9.3	6.2	9.4	9.2	4.5	7.3
男女合计	18—44	1.5	4.6	3.2	9.4	1.7	3.5
	45—59	11.1	7.9	6.9	20.9	8.0	9.2
	60＋	18.5	9.9	16.1	7.6	10.5	13.3
	小计	7.5	6.4	7.7	11.3	4.1	6.8

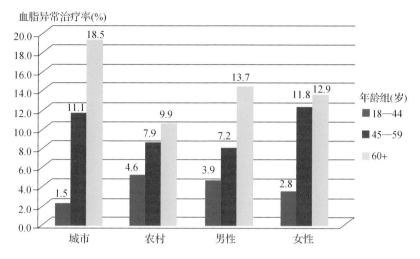

图 10 - 8　2013 年江苏省不同性别、年龄城乡居民血脂异常治疗率

六、本章小结

江苏省 18 岁及以上城乡居民总胆固醇、甘油三酯、低密度脂蛋白胆固醇和高密度脂蛋白胆固醇平均水平分别为 4.57 mmol/L、1.44 mmol/L、2.80 mmol/L、1.34 mmol/L。

江苏省 18 岁及以上城乡居民血脂异常率为 31.5%。其中,农村和城市分别为 31.3% 和 31.8%;男性高于女性,分别为 39.4% 和 25.2%;苏南高于苏中和苏北,分别为 35.3%、29.1% 和 29.0%。

江苏省 18 岁及以上城乡居民血脂异常知晓率为 13.9%。农村和城市分别为 13.4% 和 14.8%;男性和女性分别为 13.6% 和 14.3%;苏中高于苏南和苏北,分别为 21.0%、18.8% 和 6.0%;不同职业人群中,以离退休人员血脂异常知晓率为最高(34.2%)。

江苏省 18 岁及以上城乡居民血脂异常治疗率为 6.8%。城市高于农村,分别为 7.5% 和 6.4%;女性高于男性,分别为 7.3% 和 6.3%;苏中高于苏南和苏北,分别为 11.3%、7.7% 和 4.1%;不同职业人群中,以离退休人员血脂异常治疗率为最高(20.8%)。江苏省 18 岁及以上城乡居民血脂异常控制率为 39.4%。

第十一章
监测指标流行趋势分析

Chronic Diease

and Risk

Factor

Surveillance

Report

in

Jiangsu

一、基本情况

截至目前,江苏省分别于 2007 年、2010 年和 2013 年开展了三次全省范围慢性病及其危险因素监测现场调查工作。其中,2007 年全省慢性病及其危险因素监测的调查对象为 15—69 岁常住居民,2010 年和 2013 年均为 18 岁及以上常住居民。本部分以三次调查共同年龄段人群(18—69 岁人口)为分析对象,采用江苏省第六次人口普查人口作为标准人口,对三次监测调查的相关指标进行标化,以使不同监测年的结果具有可比性。本部分所呈现数据均为各次调查中 18—69 岁对象经标化后的结果(血脂部分除外,详见血脂部分说明)。

2007 年、2010 年、2013 年江苏省慢性病及其危险因素监测 18—69 岁样本构成情况见表 11 - 1。

表 11 - 1　2007 年、2010 年、2013 年江苏省慢性病及其危险因素监测 18—69 岁样本构成情况

分类		2007 年		2010 年		2013 年	
		N	%	N	%	N	%
年龄(mean±sd)		44.8±12.5		48.8±12.2		49.3±12.7	
性别	男	1 961	46.7	3 307	45.3	3 158	42.2
	女	2 239	53.3	3 995	54.7	4 320	57.8
城乡	城市	2 641	62.9	4 719	64.6	4 757	63.6
	农村	1 559	37.1	2 583	35.4	2 721	36.4
区域	苏南	1 864	44.4	3 131	42.9	3 134	41.9
	苏中	930	22.1	1 507	20.6	1 571	21.0
	苏北	1 406	33.5	2 664	36.5	2 773	37.1
年龄组（岁）	18—24	266	6.3	322	4.4	359	4.8
	25—29	273	6.5	285	3.9	410	5.5
	30—34	366	8.7	407	5.6	469	6.3
	35—39	612	14.6	654	9.0	451	6.0
	40—44	595	14.2	1 067	14.6	798	10.7
	45—49	461	11.0	1 035	14.2	1 096	14.7
	50—54	587	14.0	888	12.2	971	13.0
	55—59	467	11.1	1 125	15.4	1 205	16.1
	60—64	328	7.8	900	12.3	983	13.1
	65—69	245	5.8	619	8.5	736	9.8
合计		4 200	100.0	7 302	100.0	7 478	100.0

二、行为危险因素流行趋势

(一)吸烟情况

总体而言,2007 年、2010 年、2013 年江苏省 18—69 岁居民现在吸烟率和现在每日吸烟率均略有下降,但趋势不明显。戒烟率基本维持不变,但成功戒烟率呈逐年下降趋势。在现在非吸烟人群中,被动吸烟率呈逐年上升趋势(图 11-1)。

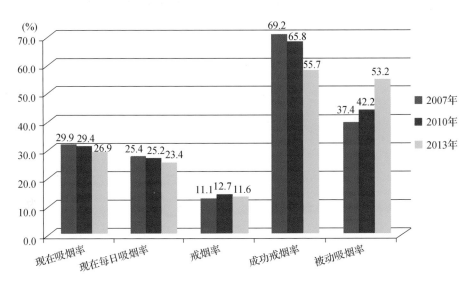

图 11-1 2007 年、2010 年、2013 年江苏省 18—69 岁居民吸烟相关指标变化情况

(二)饮酒情况

2007 年、2010 年、2013 年江苏省 18—69 岁居民 12 个月内饮酒率分别为 39.2%、37.7%和37.5%,变化不明显。不同年龄组人群饮酒率在三次监测中变化亦不明显。相似地,2007 年、2010 年、2013 年江苏省 18—69 岁居民 30 天内饮酒率分别为 34.4%、29.2%和30.1%,亦无明显上升或下降趋势(图 11-2)。

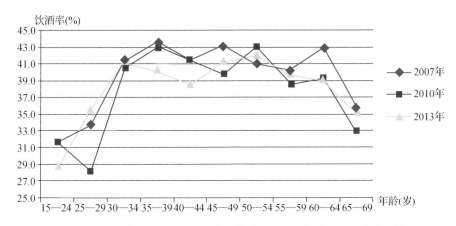

图 11－2　2007 年、2010 年、2013 年江苏省 18—69 岁居民饮酒率变化情况

（三）膳食情况

2007 年、2010 年、2013 年江苏省 18—69 岁居民家庭人均每日烹调油摄入量分别为48.0克、48.0 克和 46.0 克,差别不大。类似地,2007 年、2010 年、2013 年江苏省 18—69 岁居民中烹调油摄入过多比例分别为 85.2％、80.4％和 80.8％。

与烹调油摄入量的变化情况不同,2007 年、2010 年、2013 年江苏省 18—69 岁居民家庭人均每日食盐摄入量分别为 10.7 克、11.2 克和 9.7 克,食盐摄入过多比例分别为 76.2％、81.2％和 73.6％。在农村居民中,家庭人均食盐摄入量和食盐摄入过多比例均呈逐年下降的趋势(图 11－3、图 11－4)。

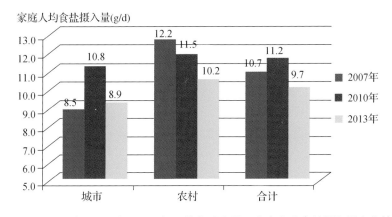

图 11－3　2007 年、2010 年、2013 年江苏省城乡居民家庭人均食盐摄入量变化情况

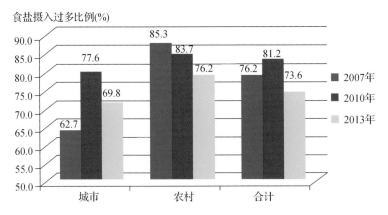

图 11－4　2007 年、2010 年、2013 年江苏省城乡居民食盐摄入过多比例变化情况

（四）身体活动情况

2007 年、2010 年、2013 年监测结果显示,江苏省 18—69 岁城乡居民从不锻炼率分别为84.4%、85.2%和81.1%。在农村居民和女性人群中,从不锻炼率呈逐年下降趋势(图 11－5)。

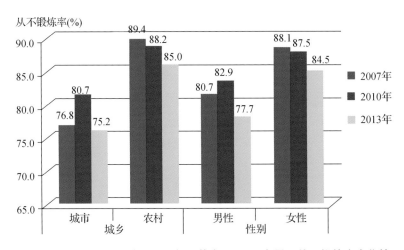

图 11－5　2007 年、2010 年、2013 年江苏省 18—69 岁居民从不锻炼率变化情况

2007 年、2010 年、2013 年江苏省 18—69 岁城乡居民经常锻炼率分别为 10.9%、10.7%和14.1%,整体略有上升。尤其在农村居民和女性人群中,经常锻炼率呈逐年上升趋势(图 11－6)。

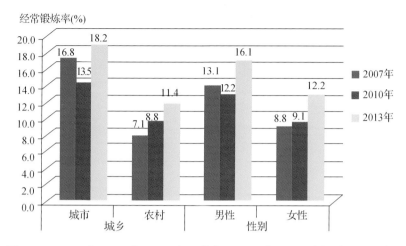

图 11－6　2007 年、2010 年、2013 年江苏省 18—69 岁居民经常锻炼率变化情况

　　2007 年、2010 年、2013 年江苏省 18—69 岁城乡居民平均每日静态行为时间分别为 3.7 小时、4.3 小时和 5.1 小时,呈逐年增加趋势。在不同年龄组人群中,均观察到平均每日静态行为时间逐年增加的趋势(图 11－7)。

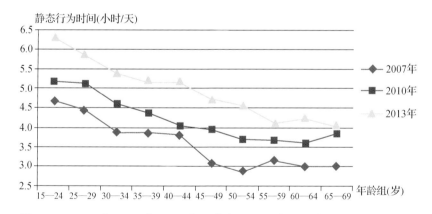

图 11－7　2007 年、2010 年、2013 年江苏省 18—69 岁居民静态行为时间变化情况

　　2007 年、2010 年、2013 年江苏省 18—69 岁城乡居民平均每日睡眠时间分别为 8.0 小时、7.7小时和7.6 小时,呈逐年下降趋势。在不同年龄组人群中,除 25—29 岁组外,均观察到平均每日睡眠时间逐年降低的趋势,降低幅度为 0.2 小时/天(25—29 岁组)至 0.7 小时/天(65—69 岁组)(图 11－8)。

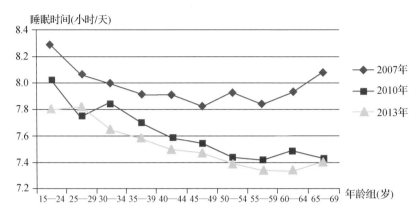

图 11-8　2007 年、2010 年、2013 年江苏省 18—69 岁居民睡眠时间比较

三、主要慢性病流行趋势

(一) 超重、肥胖和中心型肥胖

2007 年、2010 年、2013 年监测结果显示,江苏省 18—69 岁城乡居民 BMI 均值分别为 23.6 kg/m² 、24.0 kg/m² 和 24.3 kg/m²,整体呈上升趋势。类似地,三次调查人群的 BMI 均值在不同年龄组人群中亦呈上升趋势(图 11-9)。

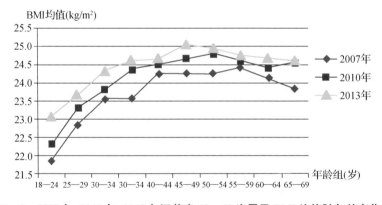

图 11-9　2007 年、2010 年、2013 年江苏省 18—69 岁居民 BMI 均值随年龄变化趋势

2007 年、2010 年、2013 年监测结果显示,江苏省 18—69 岁城乡居民腰围均值分别为 80.7 cm、81.5 cm 和82.6 cm,整体呈上升趋势,在不同年龄组人群中腰围均值亦呈上升趋势(图 11-10)。

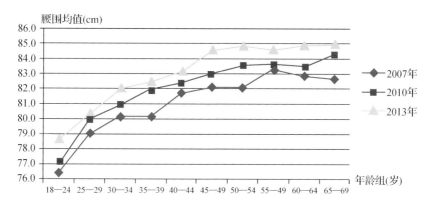

图 11‑10 2007 年、2010 年、2013 年江苏省 18—69 岁居民腰围均值随年龄变化趋势

　　2007 年、2010 年、2013 年监测结果显示,江苏省 18—69 岁城乡居民超重率分别为 32.1％、33.2％和 35.9％,呈逐年上升趋势。值得注意的是,在不同性别人群中,超重率上升速度是不同的,男性要快于女性(图 11‑11)。

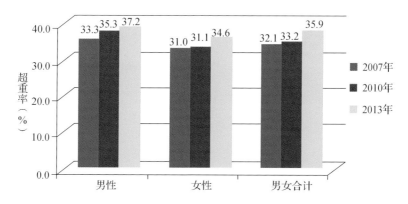

图 11‑11 2007 年、2010 年、2013 年江苏省 18—69 岁居民超重率变化情况

　　2007 年、2010 年、2013 年监测结果显示,江苏省 18—69 岁城乡居民肥胖率分别为 9.5％、13.0％和 14.6％,呈逐年上升趋势。在不同性别人群中,肥胖率均逐年上升,且男性人群中肥胖率的上升幅度大于女性,上升速度亦快于女性(图 11‑12)。

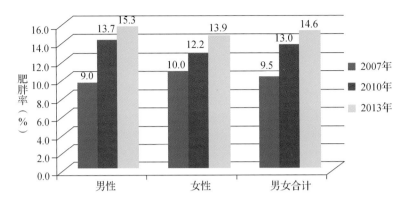

图 11‑12　2007 年、2010 年、2013 年江苏省 18—69 岁居民肥胖率变化情况

　　根据分析结果,2007 年、2010 年、2013 年江苏省 18—69 岁城乡居民中心型肥胖率分别为 22.5%、27.0% 和 31.4%。中心型肥胖在江苏省城乡居民、不同性别居民中均呈逐年上升趋势,且在男性和农村居民中上升速度更快(图 11‑13)。

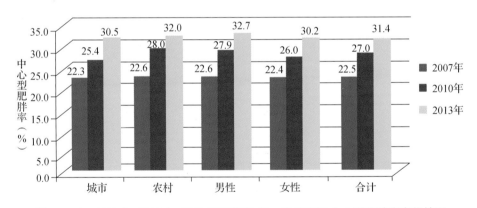

图 11‑13　2007 年、2010 年、2013 年江苏省 18—69 岁居民中心型肥胖率变化情况

(二) 高血压

　　2007 年、2010 年、2013 年江苏省 18—69 岁城乡居民收缩压、舒张压均值变化不大,2010 年收缩压、舒张压均值均略高于 2007 年和 2013 年(图 11‑14)。

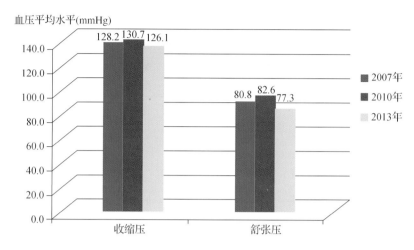

图 11‐14 2007 年、2010 年、2013 年江苏省 18—69 岁居民血压平均水平变化情况

2007 年、2010 年、2013 年江苏省 18—69 岁城乡居民高血压患病率分别为 30.3％、35.1％和 26.1％(图 11‐15)。监测发现,2013 年全省 18—69 岁城乡居民高血压知晓率、治疗率和控制率均较 2007 年和 2010 年有所改善。

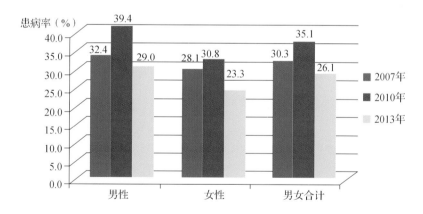

图 11‐15 2007 年、2010 年、2013 年江苏省 18—69 岁居民高血压患病率变化情况

目前我国的高血压患病率还处在一个上升期,而江苏省高血压患病率经过标化后,2013 年较 2007 年和 2010 年有所下降,对此现象,分析可能与血压测量仪器有关。在 2013 年调查中,全省 14 个监测点全部采用型号为 OMRON HBP－1300 电子血压计,在 2007 年、2010 年调查中,使用的电子血压计型号为 HEM－7071。分析发现,两个型号血压计测量所得的平均血压水平上,收缩压平均相差 3.26 mmHg、舒张压平均相差 1.08 mmHg,差异均有统计学意义,且均以 HEM－7071 型号所测值为高。据此推断,仪器测量偏倚可能是 2013 年全省平均血压水平低于 2007 年和 2010 年的原因之一。

(三) 糖尿病

从血糖平均水平看,空腹血糖(FBG)呈逐渐升高趋势,在 2007 年、2010 年、2013 年分别为 5.02 mmol/L、5.44 mmol/L 和 5.56 mmol/L。但是,餐后 2 小时血糖(OGTT 2 h)水平在 2010 年和 2013 年间基本持平,分别为 6.23 mmol/L 和 6.25 mmol/L(图 11－16)。

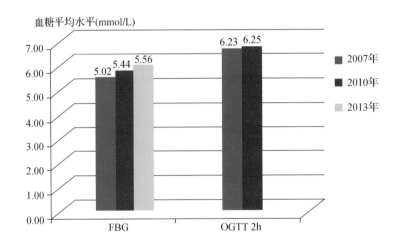

图 11－16 2007 年、2010 年、2013 年江苏省 18—69 岁居民血糖平均水平比较

注:1. 2007 年未检测 OGTT 2 h。
  2. 2007 年 FBG 通过指尖血检测,2010 年和 2013 年均通过静脉血分离血浆检测。
  3. 2010 年、2013 年进行 OGTT 2 h 检测的样本量分别为 3 432 人和 7 024 人。

江苏省 18—69 岁城乡居民糖尿病患病率在 2007 年、2010 年、2013 年分别为 7.1%、5.6% 和 9.3%。糖尿病知晓率、治疗率和控制率均呈逐渐上升的趋势(图 11－17)。

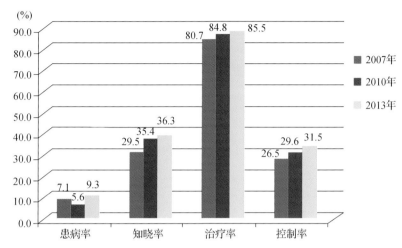

图 11‑17　2007 年、2010 年、2013 年江苏省 18—69 岁居民糖尿病防控变化情况

注:糖尿病诊断标准如下

1. 2007 年:指尖血检测 FBG≥6.1 mmol/L,或者已被乡镇及以上级别医院诊断患有糖尿病。
2. 2010 年:FBG≥7.0 mmol/L,或者已被乡镇及以上级别医院诊断患有糖尿病。
3. 2013 年:FBG≥7.0 mmol/L,或者 OGTT 2 h≥11.1 mmol/L,或者已被乡镇及以上级别医院诊断患有糖尿病。

(四) 血脂异常

2010 年、2013 年全省监测调查中,对全部个人调查对象均进行了血脂检测,指标包括总胆固醇(TC)、高密度脂蛋白胆固醇(HDL-C)、低密度脂蛋白胆固醇(LDL-C)和甘油三酯(TG)。2010 年调查的有效分析样本量为 8 400 人,2013 年为 8 399 人,调查对象均为 18 岁及以上常住居民。本部分以 2010 年、2013 年全部调查对象为分析样本,采用江苏省第六次人口普查的人口数据对两次调查的结果进行标化。

由图 11‑18 可见,除 HDL-C 水平变化不明显外,其他血脂指标的平均水平在 2013 年均较 2010 年有不同程度的上升。其中,LDL-C 平均水平由 2010 年的 2.17 mmol/L 上升至 2013 年的 2.76 mmol/L,上升幅度达 27.1%;TC 平均水平由 2010 年的 4.22 mmol/L 上升至 2013 年的 4.55 mmol/L,上升了 7.7%;TG 则上升了 5.1%。

和 2010 年相比,2013 年江苏省 18 岁及以上城乡居民血脂异常患病率下降了 2.5 个百分点,降幅为 6.7%。2010 年和 2013 年两次监测数据结果显示,血脂异常的知晓率水平没有明显变化,但是血脂异常治疗率依然维持在较低水平,且较 2010 年有所下降。2010 年、2013 年江苏省 18 岁及以上城乡居民血脂异常控制率分别为 36.2% 和 40.9%,升幅为 13.0%(图 11‑19)。

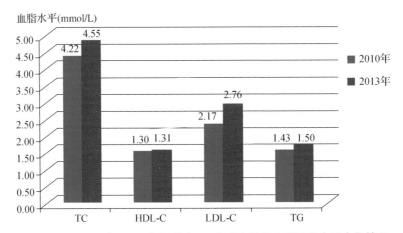

图 11－18　2010 年、2013 年江苏省 18 岁以上居民血脂平均水平变化情况

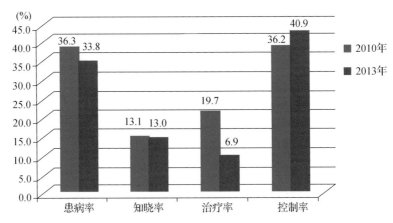

图 11－19　2010 年、2013 年江苏省 18 岁及以上居民血脂异常防控指标变化情况

四、本章小结

现在吸烟率、现在每日吸烟率呈逐年下降趋势，但戒烟率仍维持在较低水平。同时，成功戒烟率持续下降，而不吸烟人群的被动吸烟率持续上升。

家庭人均食盐摄入量和食盐摄入过多比例均有所下降，尤其在农村居民中。但是，农村居民食盐摄入量和食盐摄入过多比例的绝对水平仍明显高于城市居民。

农村居民和女性人群主动锻炼增多，居民平均每日静态行为时间逐年增多，但平均每日睡眠时间逐年减少。

肥胖发生率高，相关指标流行水平均呈上升趋势，且在男性人群中上升速度更快。

血压和血糖平均水平均略有上升，高血压、糖尿病的知晓、治疗和控制情况均持续改善。

第十二章

主要发现与政策建议

Chronic Diease

and Risk

Factor

Surveillance

Report

in

Jiangsu

一、主要发现

（一）主要慢性病流行水平及防控状况

1. 居民中超重率和肥胖率较高且呈持续上升趋势

2013 年江苏省 18 岁及以上居民超重率和肥胖率分别为 33.7％和 13.0％,男性超重率和肥胖率均高于女性;45—59 岁年龄组居民超重和肥胖率相对较高,分别达到了 43.0％和 15.0％;城市地区的超重率和肥胖率相对高于农村地区。

2. 高血压知晓率、治疗率和控制率不断改善,但患病率仍维持较高水平

2013 年江苏省 18 岁及以上居民高血压患病率为 28.9％,男性(34.0％)高于女性(24.7％),城市(34.8％)高于农村(25.3％),高血压患病率总体呈现随年龄增长而升高的趋势。城乡居民高血压知晓率、治疗率和控制率分别为 43.2％、35.0％和 12.8％。

3. 糖尿病知晓率、治疗率和控制率不断改善,但仍有待加强

2013 年江苏省居民糖尿病患病率为 8.9％,糖尿病知晓率为 41.3％、治疗率为 37.1％、控制率为 37.2％。在人群分布上,糖尿病知晓率城市(46.8％)高于农村(36.2％),男性(38.7％)低于女性(43.7％);糖尿病治疗率城市(44.4％)高于农村(30.3％),男性(34.6％)低于女性(39.4％);糖尿病控制率城市(30.5％)低于农村(43.3％),男性(33.2％)低于女性(41.0％)。

4. 血脂异常率高,但知晓率、治疗率和控制率低

2013 年江苏省 18 岁及以上城乡居民血脂异常率为 31.5％,男性(39.4％)高于女性(25.2％),城市(31.8％)和农村(31.3％)居民血脂异常率水平接近;城乡居民血脂异常知晓率为 13.9％,血脂异常治疗率为 6.8％,血脂异常控制率为 39.4％。

（二）慢性病危险因素流行情况

1. 吸烟行为仍广泛存在,控烟措施还需加强

2013 年江苏省监测数据显示,18 岁及以上居民现在吸烟率、现在每日吸烟率分别为 22.3％和 19.5％,吸烟人群以男性为主,其现在吸烟率、现在每日吸烟率分别为 49.2％和 43.1％。45—59 岁的男性人群吸烟水平最高,均超过 50％。城乡间吸烟率水平接近。

2013 年江苏省 18 岁及以上非吸烟者中,有 50.1％的人有被动吸烟史,男性为 52.2％,

女性为 49.3%。被动吸烟率农村(51.9%)高于城市(47.1%)。18—44 岁年龄组居民被动吸烟率最高,为 55.3%。

2. **饮酒行为普遍存在,更应关注男性及农村地区危险饮酒及有害饮酒行为**

2013 年江苏省 18 岁以上居民饮酒率为 32.6%,日均酒精摄入量为 25.0 克,农村居民饮酒率(33.5%)、日均酒精摄入量(27.7 克)均高于城市(31.1%,20.1 克);男性居民饮酒率为 59.3%,是女性的 5.3 倍(女性为 11.2%);男性居民日均酒精摄入量为 29.3 克,是女性的 4.4 倍(女性为 6.7 克);45—59 岁人群饮酒率最高,为 40.5%。

江苏省 18 岁及以上居民饮酒者中危险饮酒率和有害饮酒率分别为 10.0% 和 14.1%,均为男性高于女性,危险饮酒率 60 岁及以上年龄组最高(17.6%),有害饮酒率 45—59 岁年龄组最高(21.1%)。城乡地区危险饮酒率和有害饮酒率均为农村高于城市,农村地区危险饮酒率(11.0%)和有害饮酒率(16.2%)分别为城市地区的 1.3 倍和 1.5 倍。

3. **蔬菜和水果摄入不足问题突出,油盐摄入普遍超标**

江苏省 18 岁及以上居民每日蔬菜和水果摄入不足 400 克的比例为 47.2%,农村高于城市,分别为 51.1% 和 40.6%;60 岁及以上年龄组蔬菜和水果摄入不足的比例最高,为 55.7%。

目前江苏省居民人均每日烹调油、食盐食用量分别为 49.6 克和 9.2 克,人均每日烹调油和食盐摄入超过推荐量的家庭比例分别为 84.9% 和 69.3%,人均每日烹调油和食盐摄入超标 2 倍的家庭比例达到 38.9% 和 19.9%。

4. **居民主动锻炼意识不强,每日静态行为时间过长**

2013 年江苏省 18 岁及以上居民经常锻炼率为 12.9%,城市(14.8%)高于农村(11.8%),男性(13.5%)和女性(12.5%)间无明显差异。18 岁及以上居民从不锻炼率为 82.6%,女性(85.1%)高于男性(79.5%),城市(80.5%)和农村(83.8%)从不锻炼的程度相近。

2013 年江苏省 18 岁及以上居民平均每日静态行为时间为 5.1 小时。其中,男性 5.0 小时,女性 5.1 小时;城市地区 5.6 小时,农村地区 4.8 小时;18—44 岁年龄组静态行为时间最长,为 5.4 小时,45—59 岁年龄组静态行为时间最短,为 4.4 小时。

二、政策建议

（一）全面实施多部门合作防控慢性病

各部门应密切协作，以建设"健康江苏"为目标，在各级政府领导下，共同建设持续发展的健康环境。加大环境保护、食品安全、职业防护、疾病防控等相关法律法规的监督执行力度。加快公共场所控烟立法进程，逐步提高烟草与酒类税收，严格落实不向未成年人出售烟酒的有关法律规定。推广膳食结构多样化的健康消费模式，采取多种手段引导企业生产营养健康食品、引导消费者选择营养健康食品。强化环境保护和监管，实施大气、水、土壤污染物综合控制。建设健康步道、健康主题公园等支持性环境。提高各类公共体育设施开放程度和利用率，形成覆盖城乡的全民健身服务体系。

以慢性病综合防控示范区建设为抓手，紧密结合健康城市、卫生城市建设，推动慢性病防治管理水平提升。总结推广经验，扩大示范效应，建立政府主导、多部门合作、专业机构支持、全社会广泛参与的慢性病综合防控工作格局。

（二）大力开展健康教育和健康促进

将健康教育纳入国民教育体系，整合社会资源，创新工作方式和载体，提高健康教育与健康促进的精准性和时效性，提高全人群健康素养水平，降低全人群生命周期的慢性病风险。

以健康素养促进行动、健康中国行活动、全民健康生活方式行动为载体，加大新闻媒体开展健康知识宣传力度。依托主流媒体提高核心信息传播的权威性和广泛性，借力新媒体提高信息传播的可及性和群众参与度。开发推广健康适宜技术和支持工具，开展减盐减油、健康口腔、健康体重、健康骨骼等专项行动，提高全民健康素养和健康生活方式行动。

（三）积极推进慢性病高危人群健康管理

促进慢性病筛查和早期发现。全面实施35岁以上人群首诊测血压，基层医疗卫生机构逐步提供血糖、血脂、大便隐血检测服务。在高危人群中开展消化道癌等有成熟筛查技术的癌症早诊早治工作。加强健康体检的规范化管理，逐步建立完善政府指导、单位负责、医疗机构实施、保险机构支撑的体检制度，推广老年人健康体检，推动癌症、脑卒中、冠心病等慢性病的机会性筛查。

开展高风险人群个性化干预。开设戒烟咨询热线,提供戒烟门诊等服务,提高戒烟干预能力。基层医疗卫生机构逐步开展超重肥胖、血压血糖升高、血脂异常等慢性病高危人群的患病风险评估和干预指导,提供健康膳食、身体活动等咨询服务。利用大数据、移动技术等手段,发展慢性病高危人群健康干预适宜技术。

探索通过政府购买服务等方式,鼓励企业、慈善机构、基金会、商业保险等组织参与慢性病高危人群的风险评估、健康咨询和健康管理,培育一批以个性化服务、会员制经营、整体式推进为特色的健康管理服务产业。

(四)全程提供慢性病患者诊疗康复服务

规范诊治慢性病。落实分级诊疗制度,建立基层签约服务制度,逐步规范高血压、糖尿病、心脑血管疾病、肿瘤等慢性病患者的分级诊疗,逐步实现不同级别、不同类别医疗机构之间的有序转诊。医疗卫生机构加强规范诊疗、健康咨询和康复指导,开展质量控制与评价。逐步扩大基本公共卫生服务慢性病患者管理范畴,实现慢性病健康服务下沉,为患者提供预防、筛查、干预、治疗、护理、康复全程防治管理服务。

(五)健全完善慢性病防治服务体系

加强慢性病防治机构和队伍建设。合理配置基层医疗卫生、公共卫生机构人员,确定岗位职责和基本工作量,逐步提高疾控系统慢性病专业人员比重和公立医院设置慢性病防治等公共卫生人员比重。完善基层医疗卫生机构绩效工资分配机制,优绩优酬。

构建慢性病防治结合工作机制。打造上下联动、优势互补的公共卫生机构、医院和基层医疗卫生机构合作责任共同体。公共卫生机构承担疾病监测、技术指导、考核评估;医院承担慢性病信息登记报告、危重急症病人的诊疗康复,为基层医疗卫生机构提供技术支持;基层医疗卫生机构具体实施健康干预、疾病管理、康复护理等基本医疗卫生服务。加强医防合作,推进慢性病防、治、管整体融合发展。

(六)完善慢性病风险监测与评估

统筹利用现有资源,逐步实现跨行业、跨部门、跨层级数据的纵向报告和横向交换。建立慢性病发病、死亡及危险因素监测省级数据平台,提高慢性病及其危险因素监测信息化水平。提升居民死因监测、肿瘤随访登记、脑卒中、急性心肌梗死等主要慢性病发病及危险因素监测工作质量,为掌握江苏省慢性病流行规律和变化趋势,评价防治效果、制定防治政策提供科学依据。

附　录

附录一

根据《中华人民共和国统计法》第三章第十五条规定，"属于私人、家庭的单项调查资料，非经本人同意，不得外泄"。

江苏省慢性病及其危险因素监测（2013）

家庭问卷

调查对象姓名：_____	电话：_____
监测点名称(县/区)：_____	监测点代码：□□□□□□
乡镇/街道名称：_____	乡镇/街道代码：□
村/居委会名称：_____	村/居委会代码：□
	家庭代码：□□
调查户置换情况	1　未置换 2　被置换的调查户 3　置换后的调查户
调查员签名：_____	日期：2013 年□□月□□日
监测点质控员签名：_____	日期：2013 年□□月□□日
省级督导员签名：_____	日期：2013 年□□月□□日

中国疾病预防控制中心

慢性非传染性疾病预防控制中心

二〇一三年六月

家庭联系记录

		a. 第一次	b. 第二次	c. 第三次
HC1	日期	___月___日	___月___日	___月___日
HC2	**联系时间** 1 工作日白天 2 工作日晚上 3 节假日	1 2 3	1 2 3	1 2 3
HC3	**被联系人** 1 调查家庭成员 2 村/居委会人员或村医/卫生服务站医生 3 邻居 88 其他人,请说明	1 2 3 88	1 2 3 88	1 2 3 88
HC4	**联系(调查)结果** 1 调查户接受并完成调查 2 部分完成(仅接受了部分调查后因调查户拒绝或其他原因调查被中止,且未能继续完成) 3 调查户不确定是否接受调查 4 调查户拒绝调查 5 未找到调查户(临时外出、搬家等) 88 其他,请说明	1 2 3 4 5 88	1 2 3 4 5 88	1 2 3 4 5 88

家庭登记表

在以下家庭成员登记表中的每一行填写一位调查户家庭成员的信息（包括户籍在调查户，但并未在调查户居住的人）。按照先男性、后女性，年龄从大到小填写。参照以下条件，筛选出不符合个人问卷调查的家庭成员，在 HR7 中填写未入选调查的原因。对符合个人问卷调查资格的家庭成员按先男性、后女性，年龄从大到小进行编号，填写在 HR8 中。

* 与户主的关系：1＝户主；2＝配偶；3＝儿子或女儿；4＝儿媳或女婿；5＝孙子女或外孙子女；6＝父母；7＝公婆/岳父母；8＝兄弟或姐妹；9＝祖/外祖父母；10＝其他亲属；11＝无亲属关系（朋友、服务人员、寄宿者、投宿者、其他）

** 户籍所在地：1＝在本县（区）；2＝在本地市其他区；3＝在本地市其他县；4＝在本省（自治区、直辖市）其他地市；5＝在其他省（自治区、直辖市）

*** 未入选调查的原因：1＝年龄＜18 岁；2＝过去 12 个月内在调查家庭居住＜6 个月；3＝孕妇，或者聋哑人或其他认知障碍；4＝户籍在调查户但未在调查户居住

HR1 家庭成员顺序编码	HR2 姓名	HR3 与户主的关系*	HR4 性别 (1＝男；2＝女)	HR5 年龄	HR6 户籍所在地**	HR7 未入选调查的原因***	HR8 家庭成员编号
A							
B							
C							
D							
E							
F							
G							
H							
I							
J							
K							
L							

查询分配给该家庭的 KISH 表，选定接受个人问卷调查的家庭成员。

HR9	分配给该家庭的 KISH 表 A、B1、B2、C、D、E1、E2、F	☐☐
HR10	入选的家庭成员编号（HR8 中的数字）	☐☐

个人联系记录

IC1	个人问卷调查对象姓名	_____		
		a. 第一次	b. 第二次	c. 第三次
IC2	**联系日期**	___月___日	___月___日	___月___日
IC3	**联系时间** 1　工作日白天 2　工作日晚上 3　节假日	1 2 3	1 2 3	1 2 3
IC4	**被联系人** 1　调查对象 2　调查对象家人 88　其他人，请说明	1 2 88	1 2 88	1 2 88
IC5	**联系(调查)结果** 1　调查对象接受并完成调查 2　部分完成(仅接受了部分调查后因调查对象拒绝或其他原因调查被中止，且未能继续完成) 3　调查对象不确定是否接受调查 4　调查对象拒绝调查 5　家人阻止调查对象接受调查 6　调查对象不在家(如临时外出、住院等) 88　其他，请说明	1 2 3 4 5 6 88	1 2 3 4 5 6 88	1 2 3 4 5 6 88

家庭饮食、燃料及伤害危险因素状况

家庭饮食状况

HH1	您家通常有几个人在家吃<u>早餐</u>？	□□人	
HH2	您家通常有几个人在家吃<u>午餐</u>？	□□人	
HH3	您家通常有几个人在家吃<u>晚餐</u>？	□□人	
HH4	您家里<u>通常一个月</u>食用多少植物油？ **调查员注意：若不知道或记不清，在小数点前靠右填"—9"，下同**	□□.□斤	
HH5	您家里<u>通常一个月</u>食用多少动物油？	□□.□斤	
HH6	您家里<u>通常一个月</u>食用多少食盐？	□□.□斤	
HH7	您家里<u>通常一个月</u>食用多少酱油？	□□.□斤	
HH8	您家里是否收到过控盐勺？	1　是 2　否 ················· ➡ 99　不清楚 ············· ➡	HH10 HH10
HH9	如果是，您家是否一直在使用？	1　一直没有用 2　曾经用过，现在不用了 3　一直在用 88　其他	
HH10	您家里是否收到过控油壶？	1　是 2　否 ················· ➡ 99　不清楚 ············· ➡	HH12 HH12
HH11	如果是，您家是否一直在使用？	1　一直没有用 2　曾经用过，现在不用了 3　一直在用 88　其他	

家庭燃料状况

HH12	您家现在做饭用的<u>最</u>主要燃料是？	1　柴草/炭/木头/动物粪便 2　煤 3　煤气/液化气/天然气/沼气 4　太阳能/电 88　其他	

家庭伤害危险因素

HH13	您的孩子在乘坐家用轿车时，是否有使用汽车儿童安全座椅或者儿童增高垫？ **调查员注意：仅限家庭中既有家用轿车又有5岁以下儿童的调查对象回答**	1　总是使用 2　经常使用 3　有时使用 4　很少使用 5　从不使用 6　家庭中无家用轿车或5岁以下儿童	

家庭经济状况

HH14	2012 年,您家的总收入是多少? **调查员注意:年收入和月收入只记录其中1项**	1 ☐☐☐,☐☐☐元/月 2 ☐☐☐,☐☐☐元/年 99 不知道具体收入额 97 拒绝回答
HH15	2012 年,您家的总支出是多少? **调查员注意:年支出和月支出只记录其中1项**	1 ☐☐☐,☐☐☐元/月 2 ☐☐☐,☐☐☐元/年 99 不知道具体支出额 97 拒绝回答

60 岁及以上人群健康问题

以下问题是采访家庭中≥60 岁的成员,若没有≥60 岁的成员 ·················· ➡ 结束问卷

家庭中每一位年龄≥60 岁的成员均须采访,若≥60 岁家庭成员超过4人,则优先选择年龄较大的4人进行调查填写	家庭成员顺序编码(HR1 中的字母)			
	☐	☐	☐	☐
HH16 您的文化程度? 1 未接受正规学校教育 2 小学未毕业 3 小学毕业 4 初中毕业 5 高中/中专/技校 6 大专毕业 7 本科毕业 8 研究生及以上	1 2 3 4 5 6 7 8	1 2 3 4 5 6 7 8	1 2 3 4 5 6 7 8	1 2 3 4 5 6 7 8
HH17 您目前的婚姻状况? 1 未婚 2 已婚 3 同居 4 丧偶 5 离婚 6 分居	1 2 3 4 5 6	1 2 3 4 5 6	1 2 3 4 5 6	1 2 3 4 5 6
HH18 您现在或过去主要从事什么职业? 1 工人 　是否长期接触铅、锰、汞、锌、砷? 　　① 是　② 否　③ 不清楚 2 农民(包括林业、渔民或牧民) 　是否经常使用农药、杀虫剂或除草剂? 　　① 是　② 否　③ 不清楚 3 教师	1 ①②③ 2 ①②③ 3	1 ①②③ 2 ①②③ 3	1 ①②③ 2 ①②③ 3	1 ①②③ 2 ①②③ 3

HH18	4 科研工作者/专业技术人员 5 医务工作者 6 办公室人员(医务工作者除外) 7 家务 88 其他	4 5 6 7 88	4 5 6 7 88	4 5 6 7 88	4 5 6 7 88
HH19	过去 12 个月,您有睡眠方面的问题吗?（如嗜睡、失眠、易醒、梦游、说梦话、做噩梦等） 1 经常有 2 偶尔有 3 没有	1 2 3	1 2 3	1 2 3	1 2 3
HH20	您的嗅觉(闻味)是否有变化? 1 是 2 否	1 2	1 2	1 2	1 2
HH21	您有没有长期便秘的问题? 1 经常有 2 偶尔有 3 没有 ············· ➡HH23	1 2 3	1 2 3	1 2 3	1 2 3
HH22	便秘是否与下列原因有关? 1 肠道器质性疾病(包括因病服药) 　(肿瘤、炎症、手术后等) 2 长期服用药物 　(非治疗肠道器质性疾病药物,如抗高血压药、安眠药、镇静药物等) 99 不清楚原因	1 2 99	1 2 99	1 2 99	1 2 99
HH23	您是否听说过阿尔茨海默病或老年性痴呆? 1 是 2 否 ············· ➡HH25	1 2	1 2	1 2	1 2
HH24	您是否在县/区级或以上医院被诊断患有阿尔茨海默病或老年性痴呆? 1 是 2 否	1 2	1 2	1 2	1 2
HH25	您是否觉得您比同年龄的亲戚、邻居或同事记忆力要差? 1 是 2 否	1 2	1 2	1 2	1 2
HH26	您的家属、邻居或同事是否觉得您的记忆力差? 1 是 2 否	1 2	1 2	1 2	1 2
HH27	您的记忆力是否比一年前下降了许多? 1 是 2 否	1 2	1 2	1 2	1 2

如果上述 HH25、26、27 三个问题均回答为"否" ·············➡ | HH29

HH28	您是否因为记忆力下降的问题到医院看过病？ 1 是 2 否	1 2	1 2	1 2	1 2
HH29	您是否听说过帕金森病或帕金森综合征？ 1 是 2 否 ·························· ➡HH31	1 2	1 2	1 2	1 2
HH30	您是否在县/区级或以上医院被诊断过患有帕金森病或帕金森综合征？ 1 是 2 否	1 2	1 2	1 2	1 2
HH31	在过去的几年当中，您是否连续出现过下面这些症状？（可多选） **调查员注意：须读出答案** 1 单（双）侧的手臂不由自主地颤或抖 2 单（双）腿、单（双）脚或下巴有颤或抖的现象 3 身体无法伸直，平衡感差，容易跌倒 4 运动迟缓，拖着脚走或迈小步走 5 以上都没有 ·················· ➡HH35	1 2 3 4 5	1 2 3 4 5	1 2 3 4 5	1 2 3 4 5
HH32	您身体的上述症状主要跟下面哪一种疾病或身体状况有关？ （可多选） 1 只是身体虚弱，体力下降 2 关节炎 3 脑中风或脑梗塞 4 脑炎或脑外伤 5 跌倒受伤 6 中毒 7 癌症 88 其他 99 不知道	1 2 3 4 5 6 7 8 99	1 2 3 4 5 6 7 8 99	1 2 3 4 5 6 7 8 99	1 2 3 4 5 6 7 8 99
HH33	症状是什么时候开始出现的？ **调查员注意：只填一项** 1 哪一年 2 多大年龄时	☐☐☐☐ ☐☐	☐☐☐☐ ☐☐	☐☐☐☐ ☐☐	☐☐☐☐ ☐☐
HH34	您是否因为上述身体某部分的症状去医院看过病？ 1 是 2 否	1 2	1 2	1 2	1 2
HH35	在过去6个月内，您是否发生过跌倒（跌落/坠落）？如果是，发生过几次？ 1 有过1—2次 2 有过3次或以上 3 没有发生过 ·················· ➡HH39	1 2 3	1 2 3	1 2 3	1 2 3

HH36	跌倒时您正在做什么？ 1 上班 2 家务 3 休闲/旅游/购物 4 体育锻炼 5 乘坐交通工具 88 其他	1 2 3 4 5 88	1 2 3 4 5 88	1 2 3 4 5 88	1 2 3 4 5 88
HH37	是否因为跌倒造成身体受伤？ （可多选） 1 没有 ……………………… ➡HH39 2 髋部骨折 3 手/手臂骨折 4 头部受伤 5 擦伤/挫伤 88 其他	1 2 3 4 5 88	1 2 3 4 5 88	1 2 3 4 5 88	1 2 3 4 5 88
HH38	您是否因为跌倒受伤进行治疗？ 1 没有 2 有，自行治疗 3 有，到医院门诊治疗 4 有，住院治疗	1 2 3 4	1 2 3 4	1 2 3 4	1 2 3 4
HH39	在过去 12 个月内，您是否做过某些事情来预防自己跌倒/坠落（包括改善家庭及周围环境、平衡锻炼和接受医生用药指导）？ 1 是 2 否	1 2	1 2	1 2	1 2
HH40	下面我问您一些日常生活中的事情，您自己来做是否有什么问题。（圈选相对应的号码） **1 完全可以做　　2 有些困难　　3 非常困难（需要帮助）　　4 根本无法做**				
	a. 吃饭	1 2 3 4	1 2 3 4	1 2 3 4	1 2 3 4
	b. 穿衣	1 2 3 4	1 2 3 4	1 2 3 4	1 2 3 4
	c. 洗澡	1 2 3 4	1 2 3 4	1 2 3 4	1 2 3 4
	d. 上下床	1 2 3 4	1 2 3 4	1 2 3 4	1 2 3 4

		1 2 3 4	1 2 3 4	1 2 3 4	1 2 3 4
	e. 上厕所	1 2 3 4	1 2 3 4	1 2 3 4	1 2 3 4
	f. 室内走动	1 2 3 4	1 2 3 4	1 2 3 4	1 2 3 4
HH41	上述问题是否完全由本人回答的? 1　是 ⋯⋯⋯⋯⋯⋯⋯⋯⋯⋯⋯ ➡结束问卷 2　配偶代答 3　兄弟姐妹或子女代答 4　其他亲属朋友代答	1 2 3 4	1 2 3 4	1 2 3 4	1 2 3 4
HH42	代答的主要原因是什么? 1　记忆力问题 2　听力问题 3　语言问题 4　精神问题 5　本人没在家 88　其他原因,简单说明	1 2 3 4 5 88	1 2 3 4 5 88	1 2 3 4 5 88	1 2 3 4 5 88

附录二

是否糖尿病：**1** 是 **2** 否

根据《中华人民共和国统计法》第三章第十五条规定，"属于私人、家庭的单项调查资料，非经本人同意，不得外泄"。

江苏省慢性病及其危险因素监测(2013)

个人问卷

调查对象姓名：＿＿＿＿＿＿＿	电话：＿＿＿＿＿＿＿
监测点名称(县/区)：＿＿＿＿	监测点代码：□□□□□□
乡镇/街道名称：＿＿＿＿＿	乡镇/街道代码：□
村/居委会名称：＿＿＿＿＿	村/居委会代码：□
	家庭代码：□□
调查员签名：＿＿＿＿＿＿＿	日期:2013年□□月□□日
监测点质控员签名：＿＿＿＿	日期:2013年□□月□□日
省级督导员签名：＿＿＿＿＿	日期:2013年□□月□□日

中国疾病预防控制中心

慢性非传染性疾病预防控制中心

二〇一三年六月

调查开始时间（24 小时制）：☐☐时☐☐分

第一部分　基本信息		
A1	您的出生日期 **调查员注意：哪项记不清则在相应项内靠右填"－9"**	☐☐☐☐年☐☐月☐☐日
A2	性别	1　男 2　女
A3	您的民族	1　汉族　　　　　　7　彝族 2　壮族　　　　　　8　土家族 3　满族　　　　　　9　蒙古族 4　回族　　　　　　10　朝鲜族 5　苗族　　　　　　11　藏族 6　维吾尔族　　　　88　其他民族
A4	您的文化程度	1　未接受正规学校教育　　5　高中/中专/技校 2　小学未毕业　　　　　　6　大专毕业 3　小学毕业　　　　　　　7　本科毕业 4　初中毕业　　　　　　　8　研究生及以上
A5	您目前的婚姻状况	1　未婚　　　　　　4　丧偶 2　已婚　　　　　　5　离婚 3　同居　　　　　　6　分居
A6	您的职业	1　农林牧渔水利业生产人员 2　生产、运输设备操作人员及有关人员 3　商业、服务业人员 4　国家机关、党群组织、企业、事业单位负责人 5　办事人员和有关人员 6　专业技术人员 7　军人 8　其他劳动者 9　在校学生 10　未就业 11　家务 12　离退休人员
A7	您目前参加了哪种医疗保险？ **（可多选）** **调查员注意：须读出答案**	1　城镇职工基本医疗保险　　5　商业医疗保险 2　公费医疗　　　　　　　　6　其他 3　城镇居民医疗保险　　　　7　没参加 4　新型农村合作医疗　　　　99　不清楚
A8	您的户籍所在地是？	1　本县（区） 2　在本地市所属其他区 3　在本地市所属其他县 4　在本省（自治区、直辖市）所属其他地市 5　在其他省（自治区、直辖市）

第二部分　吸烟情况

	现在吸烟情况		
B1	您现在吸烟吗，每天吸、不是每天吸、还是不吸？	1　是的，每天吸 2　是的，但不是每天吸　·············➡　B3 3　以前吸，但现在不吸　·············➡　B8 4　从不吸　·····················➡　B11	
B2	您是从什么时候开始每天吸烟的？ **调查员注意："记不清"填"－9"**	☐☐周岁	
B3	您现在平均每天（每周）吸<u>多少</u>支机制卷烟？ **调查员注意：每日吸烟者回答选项 1，非每日吸烟者回答选项 2**	1　☐☐支/天 2　☐☐支/周 3　不吸机制卷烟	

	戒烟行为		
B4	过去您是否戒过烟？（这里的戒烟指认真考虑过要戒烟并有所行动）	1　是，过去 12 个月内 2　是，12 个月以前　·············➡　B6 3　否　·······················➡　B6	
B5	过去 12 个月内，您是否使用过尼古丁替代治疗或其他西药尝试戒烟？	1　是 2　否	
B6	下面哪个选项最符合您关于戒烟的想法？	1　准备在一个月内戒烟 2　考虑在 12 个月内戒烟 3　会戒烟，但不会在 12 个月内 4　不想戒烟 99　不知道	
B7	在过去的 12 个月内，您看病时，医护人员是否建议您戒烟？	1　没有看过病　·················➡　B11 2　看病时医护人员曾建议戒烟　···➡　B11 3　看病时医护人员没有建议戒烟　···➡　B11	
B8	您停止吸烟多长时间了？ **调查员注意：仅包括调查对象完全戒烟的情况，还在偶尔吸烟的情况不包括在内。 注意只能填写一项**	a　☐☐年 b　☐☐月 c　☐☐周 d　☐☐日	
	调查员注意：如果 B8＜1 年（12 个月） ·····················➡　B9 否则 ·····························➡　B11		
B9	在过去的 12 个月内，您看病时，医护人员是否建议您戒烟？	1　没有看过病 2　看病时医生曾建议戒烟 3　看病时医生没有建议戒烟	
B10	在过去 12 个月内，您是否曾使用过尼古丁替代治疗或其他西药尝试戒烟？	1　是 2　否	

二手烟暴露			
B11	通常情况下,您每周接触二手烟的天数是?(二手烟是指吸烟时,吸烟者呼出的以及卷烟末端散发出的烟雾)	1　天 2　平均每周有 4—6 天 3　平均每周有 1—3 天 4　没有 99　不知道/记不清	

知识、态度和认识			
B12	据您所知,吸烟会不会造成严重的疾病?	1　会 2　不会 ·················· ➡ 99　不知道 ·················· ➡	 B14 B14

B13　据您所知,吸烟会不会造成以下疾病?

		会	不会	不知道/不确定
a	中风(脑卒中、脑血栓)	1	2	99
b	心脏病发作	1	2	99
c	肺癌	1	2	99

B14	据您所知,吸入二手烟烟雾会不会造成严重的疾病?	1　会 2　不会 ·················· ➡ 99　不知道 ·················· ➡	 B16 B16

B15　据您所知,吸入二手烟烟雾会不会引起下列疾病?

		会	不会	不知道/不确定
a	成人心脏疾病	1	2	99
b	儿童肺部疾病	1	2	99
c	成人肺癌	1	2	99

B16	您是否同意标明低焦油含量卷烟的危害比一般卷烟小?	1　同意 2　不同意 99　不知道	

第三部分　饮酒情况

C1	过去 12 个月里,您喝过酒吗?	1　喝过,在过去 30 天以前 2　喝过,在 30 天内 3　没喝过 ·················· ➡	 D1

C2	过去 12 个月里,您饮酒的频率如何? **调查员注意:须读出选项**	1　每天 2　5—6 天/周 3　3—4 天/周 4　1—2 天/周 5　1—3 天/月 6　少于 1 天/月

请回答:过去 12 个月里,下列酒类您通常的饮用频率,通常一天喝多少?
调查员注意:记不清在小数点前靠右填"－9",没有饮用则不填饮用频率和饮酒量

		a　是否 饮用 1 是,2 否	b　饮用频率(只填其中 1 项)			过去 12 个月中饮 酒的日子里,通常 一天的饮用量
			b1 天/周	b2 天/月	b3 天/12 月	
C3	a. 白酒(≥42 度)	☐	☐	☐☐	☐☐☐	☐☐.☐ 两
	b. 白酒(<42 度)	☐	☐	☐☐	☐☐☐	☐☐.☐ 两
	c. 啤酒(580 ml/瓶,4 度)	☐	☐	☐☐	☐☐☐	☐☐.☐ 瓶
	d. 黄酒(18 度)	☐	☐	☐☐	☐☐☐	☐☐.☐ 两
	e. 米酒(18 度)	☐	☐	☐☐	☐☐☐	☐☐.☐ 两
	f. 葡萄酒(10 度)	☐	☐	☐☐	☐☐☐	☐☐.☐ 两
	g. 青稞酒(3 度)	☐	☐	☐☐	☐☐☐	☐☐.☐ 两
C4	**a. 对男性:** 过去 12 个月里,您一次喝酒超过 2.5 两高度白酒,或 3.5 两低度白酒,或 3 瓶啤酒,或 5 个易拉罐啤酒,或 7.5 两黄酒/米酒,或 1 斤半葡萄酒,或 3 斤青稞酒的频率如何?	1　每天或几乎每天(≥5 天/周) 2　1—4 天/周 3　1—3 天/月 4　低于 1 天/月 5　从未
	b. 对女性: 过去 12 个月里,您一次喝酒超过 2 两高度白酒,或 3 两低度白酒,或 2.5 瓶啤酒,或 4 个易拉罐啤酒,或 6 两黄酒/米酒,或 1 斤 2 葡萄酒,或 2.5 斤青稞酒的频率如何?	1　每天或几乎每天(≥5 天/周) 2　1—4 天/周 3　1—3 天/月 4　低于 1 天/月 5　从未

第四部分　饮食情况

D1	过去 12 个月里,您通常一天吃几顿饭?	☐ 顿		
		就餐地点		
		a　家	b　食堂	c　餐馆
D2	过去 12 个月里,您通常一周在不同就餐地点吃早餐的天数?	☐ 天	☐ 天	☐ 天
D3	过去 12 个月里,您通常一周在不同就餐地点吃午餐的天数?	☐ 天	☐ 天	☐ 天
D4	过去 12 个月里,您通常一周在不同就餐地点吃晚餐的天数?	☐ 天	☐ 天	☐ 天

请回忆在<u>过去 12 个月</u>里通常情况下,您是否吃过下列食物,并估计各类食物的食用频率和食用量。

		a 是否食用 1 是,2 否	b 食用频率(只填其中 1 项)				平均每次食用量
			b1 次数/天	b2 次数/周	b3 次数/月	b4 次数/年	
D5	猪肉 (按生重记录)	☐	☐	☐	☐	☐☐	☐☐.☐ 两
D6	牛、羊等畜肉 (按生重记录)	☐	☐	☐	☐	☐☐	☐☐.☐ 两
D7	禽肉 (按生重记录)	☐	☐	☐	☐	☐☐	☐☐.☐ 两
D8	水产品 (按生重记录)	☐	☐	☐	☐	☐☐	☐☐.☐ 两
D9	新鲜蔬菜	☐	☐	☐	☐	☐☐	☐☐.☐ 两
D10	新鲜水果	☐	☐	☐	☐	☐☐	☐☐.☐ 两
D11	含糖碳酸饮料 (250 ml/杯)	☐	☐	☐	☐	☐☐	☐☐.☐ 杯
D12	果汁/果味饮料 (250 ml/杯)	☐	☐	☐	☐	☐☐	☐☐.☐ 杯

D13	您知道中国居民膳食指南推荐成人每人每天吃盐不应超过几克吗?	1 知道,为☐☐克 88 不知道
D14	您觉得多吃盐会加重或引起下列哪些疾病? **(可多选)**	1 高血压　　　　　　　4 肾脏病 2 脑卒中　　　　　　　5 都无关 3 心肌梗死　　　　　　88 其他 　　　　　　　　　　　99 不清楚
D15	您认为自己吃盐过多吗?	1 较少　　　　　　　　3 过多 2 适中　　　　　　　　99 不清楚
D16	如果您知道多吃盐有害健康的话,您愿意少吃盐么?	1 愿意 2 不愿意 3 无所谓 99 不清楚
D17	您是否采取过减盐措施? 如果是,您具体采取了哪些措施? **(可多选)**	1 未采取任何减盐措施 2 减少外出吃饭 3 烹调食物时少放盐 4 少吃含盐高的食物,如腌制食品、豆腐乳、咸鸭蛋、大酱、黄酱等 5 在餐桌上吃饭时不再额外加任何盐 6 使用限盐工具,如控盐勺 7 使用低钠盐 88 其他

第五部分　身体活动

下列问题是通常一周您进行各类身体活动(包括干农活、工作、家务、交通相关的身体活动、休闲性锻炼或运动等)的情况。请回答:

工作、农业及家务性身体活动

E1	在您的工作、农活及家务活动中,有没有<u>高强度活动</u>,并且活动时间持续<u>10分钟以上</u>? (高强度活动是指如搬运重物、挖掘等需要付出较大体力,或引起呼吸、心跳显著增加的活动) **调查员注意:可出示身体活动分类表**	1　有 2　没有　·····················➡	E4
E2	在您的工作、农活及家务活动中,<u>通常一周内</u>有多少天会进行上述高强度活动?	☐天	
E3	在您的工作、农活及家务活动中,<u>通常一天内</u>累计有多长时间进行上述高强度活动? **调查员注意:每次活动时间若少于10分钟,则不计算在内**	☐☐小时☐☐分钟	
E4	在您的工作、农活及家务活动中,有没有<u>中等强度活动</u>,并且活动时间持续10分钟以上? (中等强度活动是指如锯木头、洗衣服、打扫卫生等需要付出中等体力,或引起呼吸、心跳轻度增加的活动) **调查员注意:可出示身体活动分类表**	1　有 2　没有　·····················➡	E7
E5	在您的工作、农活及家务活动中,<u>通常一周内</u>有多少天会进行上述中等强度活动?	☐天	
E6	在您的工作、农活及家务活动中,<u>通常一天内</u>累计有多长时间进行上述中等强度活动? **调查员注意:每次活动时间若少于10分钟,则不计算在内**	☐☐小时☐☐分钟	

交通性身体活动
以下问题不包括上述已提及的农业性身体活动和工作及家务性身体活动

E7	您在外出时,有没有步行或骑自行车持续<u>至少10分钟</u>的情况?	1　有 2　没有　·····················➡	E10
E8	<u>通常一周内</u>,您有多少天外出时步行或骑自行车持续至少10分钟?	☐天	
E9	<u>通常一天内</u>,您步行或骑自行车多长时间?	☐☐小时☐☐分钟	

	休闲性身体活动 以下问题不包括上述已提及的农业性、工作、家务和交通性的身体活动		
E10	您是否进行持续至少 10 分钟,引起呼吸、心跳显著增加的高强度活动吗? 如长跑、游泳、踢足球等。 **调查员注意:可出示身体活动分类表**	1 有 2 没有 ┈┈┈┈┈┈┈┈┈➡	E13
E11	<u>通常一周内</u>,您有多少天进行上述高强度的运动或休闲活动?	☐天	
E12	<u>通常一天内</u>,您累计有多长时间进行上述高强度的运动或休闲活动?	☐☐小时☐☐分钟	
E13	您是否进行持续至少 10 分钟,引起呼吸、心跳轻度增加的中等强度运动和休闲活动吗? 如快步走、打太极拳等。 **调查员注意:可出示身体活动分类表**	1 有 2 没有 ┈┈┈┈┈┈┈┈┈➡	E16
E14	<u>通常一周内</u>,您有多少天进行上述中等强度的运动或休闲活动?	☐天	
E15	<u>通常一天内</u>,您累计有多长时间进行上述中等强度的运动或休闲活动? **调查员注意:每次活动时间若少于 10 分钟,则不计算在内**	☐☐小时☐☐分钟	
	总静态行为		
E16	通常一天内,您累计有多少时间坐着、靠着或躺着?(包括坐着工作、学习、阅读、看电视、用电脑、休息等所有静态行为的时间,但<u>不包括睡觉时间</u>)	☐☐小时☐☐分钟	
	业余时间静态行为		
E17a	您在<u>业余</u>时间里,平均每天看电视的时间为多少?	☐☐小时☐☐分钟	
E17b	您在<u>业余</u>时间里,平均每天使用电脑(包括台式电脑、笔记本电脑、平板电脑等)的时间为多少?	☐☐小时☐☐分钟	
E17c	您在<u>业余</u>时间里,平均每天使用手机的时间为多少?	☐☐小时☐☐分钟	
E17d	您在<u>业余</u>时间里,平均每天用于阅读(纸质读物)的时间为多少?	☐☐小时☐☐分钟	
	睡眠行为		
E18	通常一天内,您睡觉累计有多少时间?	☐☐小时☐☐分钟	

第六部分 体重、血压、血糖、血脂等信息

F1 体重及其控制

F1a	您最近一次测量体重的时间是？	1 从未量过 2 7天内 3 1个月内 4 3个月内 5 6个月内 6 12个月以内 7 12个月以前 99 记不清	
F1b	您的体重与12个月之前比有什么变化吗？	1 增加了2.5公斤或以上 2 基本保持不变(增减在2.5公斤以内) 3 下降了2.5公斤以上 99 不知道	
F1c	您认为自己现在的体重状况怎么样？	1 偏瘦 2 正常 3 超重 4 肥胖	
F1d	过去12个月里,您是否采取过措施控制体重？	1 采取了措施来减轻体重 2 采取了措施来保持体重 3 采取了措施来增加体重 ………… ➜ 4 未采取任何措施 ………………… ➜	F2a F2a
F1e	您控制或减轻体重的方法有哪些？ （可多选）	1 控制饮食 2 锻炼 3 药物 88 其他	

F2 血压及其控制

F2a	您最近一次测量血压的时间？	1 7天内 2 1个月内 3 6个月内 4 12个月内 5 12个月以前 6 从来没测过血压 ………………… ➜ 99 记不清	F3a
F2b	您是否知道自己的血压情况？	1 高于正常范围 2 属于正常范围 3 低于正常范围 99 不知道	
F2c	您有没有被医生诊断过高血压？	1 有 2 没有 ………………………………… ➜	F3a

F2d	您被**确诊**高血压的最高级别医疗单位为:	1 省级及以上医院 2 地区级(市)医院 3 县级(区)医院 4 乡镇卫生院(社区卫生服务中心) 5 村卫生室(社区卫生服务站、私人诊所) 99 不知道	
F2e	您采取了什么措施来控制血压? (可多选)	1 未采取任何措施 2 按医嘱服药 3 有症状时服药 4 控制饮食 5 运动 6 血压监测 88 其他	
F2f	最近 2 周,您是否服用了降压药?	1 是 2 否	
F2g	您是否参加了基层医疗卫生机构提供的高血压病随访管理? (指在社区卫生服务中心/站、乡镇卫生院/村卫生室接受定期或不定期检查、治疗、合理膳食和运动等指导)	1 是 2 否 ···················· ➡ F3a 99 不知道 ··············· ➡ F3a	
F2h	过去 12 个月内,基层医疗卫生机构医生是否为您提供过以下检查或指导? (可多选)	1 测量血压,☐☐☐次/年 2 用药指导,☐☐次/年 3 饮食指导 4 身体活动指导 5 戒烟或少吸烟 6 戒酒或少饮酒 7 上述检查或指导均没有	
F3	**血糖及其控制**		
F3a	您最近一次测量血糖距离现在有多长时间?	1 6 个月内 2 12 个月内 3 12 个月前 4 从来没测过血糖 ··········· ➡ F4a 99 记不清	
F3b	您是否知道自己的血糖情况?	1 高于正常范围 2 属于正常范围 3 低于正常范围 99 不知道	
F3c	您有没有被医生诊断患有糖尿病? **调查员注意:不包括妊娠期糖尿病**	1 有 2 没有 ···················· ➡ F4a	
F3d	您被**确诊**糖尿病的最高级别医疗单位为:	1 省级及以上医院 2 地区级(市)医院 3 县级(区)医院 4 乡镇卫生院(社区卫生服务中心) 5 村卫生室(社区卫生服务站、私人诊所) 99 不知道	

F3e	您采取了什么措施来控制血糖? （可多选）	1 未采取任何措施 2 口服药 3 胰岛素注射 4 控制饮食 5 运动 6 血糖监测 88 其他	
F3f	您是否参加了基层医疗卫生机构提供的糖尿病随访管理? （指在社区卫生服务中心/站、乡镇卫生院/村卫生室接受定期或不定期检查、治疗、合理膳食和运动等指导）	1 是 2 否 ·············· ➡ 99 不知道 ·········· ➡	F4a F4a
F3g	过去12个月内,基层医疗卫生机构医生是否为您提供过以下检查或指导? （可多选）	1 测量血压,□□□次/年 2 测量血糖,□□□次/年 3 用药指导,□□次/年 4 饮食指导 5 身体活动指导 6 戒烟或少吸烟 7 戒酒或少饮酒 8 上述检查或指导均没有	
F4 **血脂及其控制**			
F4a	您最近一次测量血脂距离现在有多长时间?	1 6个月内 2 12个月内 3 12个月前 4 从来没测过血脂 ········· ➡ 99 记不清	F5a
F4b	您有没有被<u>乡镇卫生院或社区卫生服务中心或以上级别医疗机构</u>医生诊断为血脂异常或高血脂?	1 有 2 没有 ·············· ➡	F5a
F4c	您采取了什么措施来控制血脂? （可多选）	1 未采取任何措施 2 按医嘱服药 3 控制饮食 4 运动 5 血脂监测 88 其他	
F5 **心脑血管事件**			
F5a	您是否曾被<u>县/区级及以上医疗机构</u>医生诊断为心肌梗死?	1 是 2 否 ·············· ➡	F5c
F5b	您首次确诊为心肌梗死的时间为哪年哪月或者多大年龄时?	□□□□年□□月或□□周岁	

| F5c | 您是否曾被**县/区级及以上医疗机构**医生诊断为脑卒中？ | 1 是
2 否 ……………………………… ➡ | F6a |
| F5d | 您首次确诊为脑卒中的时间为哪年哪月或者多大年龄时？ | □□□□年□□月或□□周岁 | |

F6　其他慢性病

F6a	您是否曾被**县/区级及以上医疗机构**诊断为慢性阻塞性肺部疾病（如慢支、肺气肿）？	1 是 2 否	
F6b	您是否曾被**县/区级及以上医疗机构**诊断为哮喘？	1 是 2 否	
F6c	您是否曾被**县/区级及以上医疗机构**诊断为恶性肿瘤（包括全身恶性肿瘤和颅脑良性肿瘤）？如果有，是什么部位的肿瘤？	1 未被诊断过 2 肺癌　　　　　　6 结直肠癌 3 胃癌　　　　　　7 乳腺癌 4 食管癌　　　　　8 宫颈癌 5 肝癌　　　　　　88 其他	

F7　呼吸系统状况（仅限 40 岁及以上调查对象），若＜40 岁 …………………… ➡ G1a

| F7a1 | 过去 12 个月里，早晨您醒来后是否经常咳嗽？ | 1 是
2 否 | |
| F7a2 | 过去 12 个月里，您是否经常白天或晚上咳嗽？ | 1 是
2 否 | |

若上述 F7a1、F7a2 两个问题任一个回答为"是"则继续，均回答为"否"则跳至 F7b1

F7a3	您这样咳嗽是否会每年持续三个月或更长时间？	1 是 2 否	
F7b1	过去 12 个月里，您早晨醒来是否有咳痰？	1 是 2 否	
F7b2	过去 12 个月里，您是否经常白天或晚上有咳痰？	1 是 2 否	

若上述 F7b1、F7b2 两个问题任一个回答为"是"则继续，均回答为"否"则跳至 F7c

| F7b3 | 您这样咳痰是否会每年持续三个月或更长时间？ | 1 是
2 否 | |
| F7c | 您有没有做过肺功能检查？ | 1 是
2 否
99 不清楚 | |

第七部分　健康状况

G1　总体健康状况

G1a	总体上看,您认为您的健康状况如何?	1　非常好 2　好 3　一般 4　差 5　非常差	
G1b	在过去 30 天里,由于**患病**造成您健康状况不好的天数为?	☐☐天	
G1c	在过去 30 天里,由于**伤害**造成您健康状况不好的天数为?	☐☐天	
G1d	在过去 30 天里,由于**紧张、压抑或情绪问题**造成您健康状况不好的天数为?	☐☐天	

G2　健康体验

G2a	您最近一次进行健康体检距现在多长时间了?(不包括看病时的体检)	1　☐☐年☐☐月 2　从未体验过 ·············➡	G3
G2b	您健康体检的原因?	1　单位免费提供 2　社区免费提供 3　自我保健 88　其他	

G3　女性宫颈癌和乳腺癌筛查(仅限女性)
若为男性 ···➡ H1

G3a	您是否接受过宫颈癌筛查? 如果接受过,最近一次检查是在什么时候? **调查员注意:不到 1 年填"0"**	1　有,☐☐年前 2　没有 ···················➡ 99　不清楚 ··············➡	 G3c G3c
G3b	您最近一次接受宫颈癌筛查是采用以下哪种方法?	1　细胞学检查(包括传统巴氏涂片和液基细胞学检查) 2　人乳头瘤病毒检测 3　肉眼观察 88　其他方法 99　不清楚	
G3c	您是否接受过乳腺癌筛查? 如果接受过,最近一次检查是在什么时候? **调查员注意:不到 1 年填"0"**	1　有,☐☐年前 2　没有 ···················➡ 99　不清楚 ··············➡	 H1 H1
G3d	您最近一次接受乳腺癌筛查是采用以下哪种方法?	1　乳腺 X 线检查 2　乳腺超声检查 3　临床检查 88　其他方法 99　不清楚	

第八部分　口腔卫生

H1	您上一次看牙距现在多长时间?	1　不到1年 2　1—2年 3　3—4年 4　5年及以上 5　从没看过牙　⋯⋯⋯⋯⋯⋯➡ H3 99　记不清　⋯⋯⋯⋯⋯⋯➡ H3
H2	最近一次看牙医的原因是?	1　急性牙疼等口腔问题 2　慢性口腔问题去检查或治疗 3　接受预防性措施 4　定期口腔检查 5　寻求牙齿美容治疗 88　其他口腔疾病
	调查员注意:若H1选择"1",跳转到 ⋯⋯⋯⋯⋯⋯➡ H4	
H3	过去12个月内,您没有看牙医的主要原因是?	1　牙齿没有问题 2　牙病不重 3　没有时间 4　花费太高,看不起牙 5　附近没有牙科诊所或医院 6　害怕疼痛 7　挂号太难,过程繁琐 8　害怕传染病 88　其他原因
H4	您上一次洗牙距现在多长时间?	1　不到1年 2　1—2年 3　3—4年 4　5年及以上 5　从没洗过　⋯⋯⋯⋯⋯⋯➡ H6 99　记不清　⋯⋯⋯⋯⋯⋯➡ H6
H5	您最近一次洗牙的原因是?	1　治疗疾病　　　3　为了外观美观 2　预防疾病　　　4　去除口臭
H6	您每天刷牙几次?	1　2次或以上　　　3　不足1次 2　1次　　　　　　4　不刷牙
H7	您认为口腔疾病与以下哪些疾病有关系? **(可多选)**	1　糖尿病 2　高血压、心脏病等心血管疾病 3　肺炎等呼吸系统疾病 4　胃炎等消化系统疾病 5　骨质疏松 6　早产,低出生体重 7　都没有关系 99　不知道

| H8 | 您对自己目前的口腔健康状况如何评价? | 1 好
2 一般
3 差 | |

第九部分　伤害及其危险因素

J1	过去 30 天里,您是否乘坐或者驾驶过摩托车?	1 是 2 否 ···➡	J3
J2	您乘坐或者驾驶摩托车时,是否有佩戴头盔?	1 总是佩戴 2 经常佩戴 3 有时佩戴 4 很少佩戴 5 从不佩戴	
J3	过去 30 天里,您是否乘坐过机动车?	1 是 2 否 ···➡	J6
J4	您乘坐机动车时,是否有佩戴安全带? (无论乘坐前排座位或者后排座位)	1 总是佩戴 2 经常佩戴 3 有时佩戴 4 很少佩戴 5 从不佩戴 6 乘坐的机动车没有安全带	
J5	您乘坐过几次由饮酒后的人所驾驶的机动车?	1 没有 2 1 次 3 2 或 3 次 4 4 或 5 次 5 6 次或更多	
J6	过去 30 天里,您是否驾驶过机动车?	1 是 2 否 ···➡	结束
J7	您驾驶机动车时,是否有佩戴安全带?	1 总是佩戴 2 经常佩戴 3 有时佩戴 4 很少佩戴 5 从不佩戴 6 驾驶的机动车没有安全带	
J8	过去 30 天里,您有过几次酒后驾驶机动车的经历?	1 没有 2 1 次 3 2 或 3 次 4 4 或 5 次 5 6 次或更多	
J9	过去 30 天里,您是否至少有过一次连续驾驶机动车 4 小时以上,中途没有休息的经历?	1 是 2 否	

调查结束时间(24 小时制): ☐☐ 时 ☐☐ 分

附录三

江苏省慢性病及其危险因素监测（2013）

身体测量记录表

个人编码： ☐ ☐ ☐ ☐ ☐ ☐ ☐ ☐ ☐ ☐

身高、体重、腰围询问		
您好，下面我们会问您几个关于身高、体重、腰围和血压的问题。		
K1	您知道自己的身高吗?	1　知道，为 ☐☐☐.☐ 厘米(cm) 99　不知道
K2	您知道自己的体重吗?	1　知道，为 ☐☐☐.☐ 公斤(kg) 99　不知道
K3	您知道自己的腰围吗?	1　知道，为 ☐☐☐.☐ 厘米(cm) 99　不知道
身体测量		
您好，下面我们将测量您的身高、体重、腰围和血压，请您配合。		
M1a	测量员姓名1	＿＿＿＿＿＿＿＿＿＿
M1b	测量员姓名2	＿＿＿＿＿＿＿＿＿＿
M2	身高 调查员注意：身高如果超过量程，记录－9	☐☐☐.☐ 厘米(cm)
M3	体重 调查员注意：体重如果超过量程，记录－9	☐☐☐.☐ 公斤(kg)
腰围		
M4	腰围	☐☐☐.☐ 厘米(cm)
血压和心率		
M5	室内温度	☐☐.☐ ℃

M6	测量员姓名		
M7a	第 1 次读数	收缩压	☐☐☐ mmHg
M7b	**调查员注意：测量对象休息 5 分钟后第 1 次测量并记录血压，休息 1 分钟后第 2 次测量血压和心率**	舒张压	☐☐☐ mmHg
M7c		心率	☐☐☐ 次/分
M8a	第 2 次读数	收缩压	☐☐☐ mmHg
M8b	**调查员注意：记录第 2 次测量结果，待测量对象再休息 1 分钟后第 3 次测量血压和心率**	舒张压	☐☐☐ mmHg
M8c		心率	☐☐☐ 次/分
M9a	第 3 次读数	收缩压	☐☐☐ mmHg
M9b	**记录第 3 次测量结果**	舒张压	☐☐☐ mmHg
M9c		心率	☐☐☐ 次/分

附录四

江苏省慢性病及其危险因素监测（2013）

工作人员名单

江苏省：

武　鸣	周金意	张永青	向全永	林　萍	潘晓群	覃　玉
杨　婕	陶　然	吕淑荣	苏　健	罗鹏飞	韩仁强	杜文聪
俞　浩	洪　忻	董美华	娄培安	姚兴娟	胡一河	蔡　波
董建梅	潘恩春	郑春早	周国榆	缪春华	赵小兰	唐　娟

南京市浦口区：

林其洲	李德林	郑爱林	张汉秋	刘　阳	庄树林	张小燕
高　磊	施　展	陈　鑫	高胜海	李　成	刘秀平	沈传兵
杨玉兰						

无锡市崇安区：

沈晓文	谢　巍	王　琳	黄建春	朱红洁	许　娜	贾燕新
言红勤	姜晓超	瞿洪波	魏崇崇	邱卓娅	杜明轩	刘北星

徐州市云龙区：

张侃侃	李　丽	李玉波	张黎黎	郭　燕	冯婷婷	袁　勤
王琳娜	徐　灏	李学峰	姚　远	金　丹	吕　婷	姜新国
周晓龙						

常州市武进区：

周义红　　强德仁　　石素逸　　许敏锐　　秦晶　　钱珊　　付如星
陈卫东　　高静　　金东波　　于晓媛　　陈红明　　郑惠珍　　顾放
支锋

苏州市吴中区：

金建荣　　刘景超　　马菊萍　　顾建芬　　徐雪龙　　范婕　　孙伟根
叶晓明　　邓万兵

苏州市张家港市：

杜国明　　马挺　　邱晶　　黄春妍　　赵丽霞　　柳丽江　　施菊萍
黄宇梅　　刘芳　　龚敏　　徐彩红　　刘秀芬　　陈志贤　　赵凤英
陈炯

南通市如皋市：

周祥国　　孙福华　　王书兰　　陈玉红　　邵小红　　李剑芸　　邹俊兰
顾建军　　凌许健　　周小芳　　李敬东　　李慧　　沙宏军　　沙红芳
纪金霞

连云港市东海县：

葛恒明　　张振宇　　吴同浩　　马进　　陈晓　　陈天阳　　赵慧芳
郭珍　　史明科　　穆道亮　　冒晓凤　　陈彬

淮安市金湖县：

孙道宽　　何士林　　张崇华　　廖丽莎　　招倩倩　　杨帆　　茆文珍
何伏华　　张光贵　　邹晓玲　　陈茂勇　　蔡士旬　　那崇伍　　桂千红
雷婷

盐城市响水县：

刘宇春　　王桂花　　朱成刚　　殷　音　　张　红　　倪　婕　　王　璞
嵇　飞　　孙祥华　　仇正芳　　潘永生　　嵇爱红　　刘媛媛　　袁爱明
孔祥贵

扬州市邗江区：

谢春华　　薛安庆　　陈梅芳　　孔娴娴　　胡礼红　　丁　钰　　许广林
蔡　灏　　吴天荣　　庄元刚　　赵红兵　　孙志勇

镇江市润州区：

乔民　　　胡　洁　　邰　磊　　姚林林　　朱　丽　　倪平佳　　朱月霞
徐晓燕　　夏丽丽　　史　莉　　孙　影　　江　莉　　张本兰　　王　璐
张素微　　孙敏美　　彭雅伦　　刘　芸　　徐　艳　　刘　银

泰州市姜堰区：

王宏军　　朱显华　　严长庆　　张竞进　　许梅兰　　鲍小敏　　陆　薇
邓如军　　徐国权　　陆泽中　　宋嘉莉　　王　梅　　张　梅　　陈　浩
朱建军

宿迁市宿城区：

刘　扬　　朱建业　　蒋小源　　姬星星　　倪　云　　闫莉谨　　牛　丹
朱　敏　　王　丹　　朱雪芳　　季　婷　　王　倩　　张　晨　　杨　茜
张　婷